DIGIUNO INTERMITTENTE E DIETA FODMAP

2 libri in 1

Migliora la tua Salute e Aumenta l'Energia. Scoprite i Segreti per Purificare l'Organismo, Perdere Grasso Corporeo, Combattere l'Invecchiamento e mantenere Sano l'Intestino

Lucia M. Fernández

Sommario

DIGIUNO INTERMITTENTE

La Via del Benessere e della Longevità

Scopri la Migliore Dieta per Attivare il Metabolismo e perdere il Grasso in Eccesso. Incluse Favolose Ricette e Piani Alimentari

Lucia M. Fernandez

INTRODUZIONE

Prima di tutto, ciao e benvenuto! Questo libro è dedicato a chiunque desideri perdere peso, migliorare la propria salute, le prestazioni sportive o semplicemente essere curioso di un nuovo piano nutrizionale e avere voglia di sperimentare. Se sei arrivato fin qui e stai leggendo queste righe, probabilmente hai sentito parlare del digiuno e dei suoi benefici associati. Forse, al contrario, non ne hai mai sentito parlare e sei semplicemente curioso di sapere cosa consiste o stai cercando un piano alimentare alternativo che si adatti meglio alle tue esigenze. Quindi, diciamo che non importa quale sia la motivazione che ti ha portato qui, in entrambi i casi, sei nel posto giusto!

In questo libro, esploreremo in dettaglio il concetto di digiuno intermittente e il ruolo che svolge nella perdita di peso, i suoi benefici per il benessere generale e i miglioramenti che può apportare alle prestazioni sportive. Includendo alcune delle ultime e più importanti ricerche scientifiche sull'argomento, ti porteremo in un viaggio verso la consapevolezza, in modo da poter valutare consapevolmente se il digiuno è giusto per te e come puoi integrarlo in modo sicuro e ottimale nella tua vita.

Ma, prima di imbarcarci completamente nei segreti del digiuno intermittente, è importante capire che il digiuno non è una moda passeggera, né un modo rapido (e malsano) di perdere peso, ma come una tradizione millenaria che si è svolta in numerose culture nel corso di migliaia di anni. Oggi, grazie al contributo fondamentale della ricerca scientifica, questa abitudine inizia a rivelare i suoi molteplici benefici per la salute, e l'equilibrio delle persone. Qualunque sia la tua formazione o esperienza precedente con il digiuno, questo libro è stato scritto per essere una risorsa accessibile e semplificata che ti aiuti a informarti meglio per affrontare consapevolmente il complesso (d'altra parte, non banale) mondo del digiuno intermittente. Quindi, speriamo che trovi questo libro informativo e speriamo anche che ti piaccia leggere, nello stesso tempo trovi la giusta motivazione per impegnarsi in questo discorso e ti ispiri a esplorare tutte le varie possibilità che il digiuno può offrirti per migliorare la tua qualità di vita.

Ora che siamo arrivati alla fine di questa introduzione, non esitiamo e tuffiamoci nella scoperta del digiuno intermittente e di tutte le sue varianti. Quindi, buona lettura e mettiamoci al lavoro!

CAPITOLO 1. Perché Digiunare?

Il digiuno, come abbiamo già detto, è una pratica che abbraccia millenni nella storia delle civiltà, e che ha anche catturato l'interesse di molti nel mondo moderno, il che ha portato molte persone a chiedersi: perché dovremmo digiunare? In questo capitolo descriveremo le ragioni basate su basi scientifiche e pratiche, esaminando i benefici che potrebbe offrire a chiunque desideri migliorare la propria salute, perdere qualche chilo o migliorare le proprie prestazioni nello sport.

Uno dei motivi più comuni che porta le persone a scegliere il digiuno, è la perdita di peso. Infatti, il digiuno risulta essere un modo efficace per ridurre l'apporto calorico giornaliero, ma anche per accelerare il metabolismo e favorire la perdita di grasso corporeo. Infatti, quando non mangiamo cibo, il nostro organismo passa da bruciare zuccheri e carboidrati come fonte primaria di energia a utilizzare i grassi immagazzinati per ottenere energia. Questo processo, noto come chetosi, favorisce una rapida perdita di peso e ci aiuta a raggiungere i nostri obiettivi in modo più rapido ed efficace. Ma vediamo più attentamente in cosa consiste questo meccanismo della chetosi.

Durante il periodo di digiuno, il corpo esaurisce gradualmente le sue riserve di glicogeno, che sarebbe l'energia immagazzinata nei muscoli e nel fegato. Una volta esaurite queste riserve, il corpo inizia a bruciare i grassi immagazzinati per ottenere energia. In questo modo si producono chetoni, che possono essere utilizzati come carburante alternativo per il cervello e i muscoli. Questo è uno degli aspetti chiave che favoriscono la perdita di peso, perché quando si utilizzano le riserve di grasso corporeo, questo diminuisce nel tempo. Inoltre, durante il digiuno, l'organismo aumenta la produzione di ormoni lipolitici, che promuovono la decomposizione e il rilascio del grasso dalle cellule adipose per utilizzarlo come fonte di energia.

A questo punto capirete che proprio per questo motivo il digiuno intermittente è diventato sempre più popolare.

Ma cosa significa davvero "digiuno intermittente"? In poche parole, il meccanismo si basa sull'alternare periodi di digiuno, con periodi di cibo. Esistono diversi tipi, ognuno con un preciso schema temporale, ma tutti hanno lo stesso obiettivo: favorire la perdita di peso attraverso meccanismi metabolici specifici.

Oltre a ridurre il grasso corporeo, il digiuno intermittente può influenzare positivamente gli ormoni coinvolti nella regolazione dell'appetito e del metabolismo. Ad esempio, il digiuno riduce i livelli di insulina nel sangue, che, ancora una volta, facilita la combustione dei grassi e previene l'accumulo di grasso corporeo. Aumenta anche i livelli di ormone della crescita, che favorisce la conservazione della massa muscolare e la combustione dei grassi.

Un altro aspetto importante, sullo sfondo della perdita di peso, è il suo potenziale per ridurre l'apporto calorico giornaliero. Ovviamente, poiché il digiuno limita il tempo disponibile per mangiare, la conseguenza naturale è che verranno consumate meno calorie durante il giorno. La riduzione dell'apporto calorico giornaliero provoca un deficit calorico, essenziale per la perdita di peso e costituisce la base di qualsiasi dieta. Tuttavia, ricorda sempre che è importante mantenere un sano equilibrio di nutrienti e che non dovresti ridurre drasticamente l'apporto calorico, poiché ciò potrebbe avere effetti negativi a lungo termine sulla salute e potrebbe compromettere gravemente il funzionamento del metabolismo. In questo modo, ricordate sempre che l'equilibrio è la chiave per una buona salute.

Infine, il digiuno intermittente può anche influenzare la produzione di insulina, migliorando la sua sensibilità, e la regolazione della glicemia, riducendo così il rischio di insulino-resistenza e di diabete di tipo 2. Ciò è particolarmente importante per le persone in sovrappeso e anche obese, poiché la resistenza all'insulina è spesso correlata a queste condizioni ed è, in molti casi, un ostacolo importante contro il quale a volte si imbattono gli sforzi per perdere peso.

In breve, il digiuno intermittente è una strategia efficace per perdere peso e migliorare la composizione corporea, attraverso una serie di meccanismi che hanno a che fare con il nostro metabolismo (tra questi processi c'è la chetosi, menzionato sopra). Inoltre, è un grande alleato per ridurre l'apporto calorico personale, ma anche un grande aiuto per le persone che soffrono di sovrappeso e obesità, e influenza positivamente gli ormoni coinvolti nella regolazione dell'appetito e del metabolismo.

Tuttavia, vorremmo sottolineare ancora una volta che non è adatto a tutti e potrebbe non essere il programma di dieta più adatto per alcuni di voi, in particolare per coloro che soffrono di determinate condizioni mediche, o sono esposti a specifico trattamento: consultare sempre un medico di fiducia prima di prendere qualsiasi decisione, in modo da poter procedere in modo sicuro secondo il piano di dieta.

Il digiuno non serve solo a perdere peso. Ci sono molte altre ragioni per cui le persone prendono questa decisione, tra cui il miglioramento della qualità della loro salute e la prevenzione di alcune malattie croniche. Gli studi hanno dimostrato che il digiuno intermittente può ridurre i livelli di infiammazione nel corpo, e proteggere contro le malattie cardiache e alcune forme di cancro. Inoltre, risulta anche essere un alleato per ridurre i livelli di colesterolo e allungare l'aspettativa di vita. Poiché è stato oggetto di numerosi studi scientifici che sottolineano i suoi benefici preventivi, procederemo a presentare le varie ricerche. Un importante studio condotto nel 2018 e pubblicato sulla rivista JAMA Internal Medicine ha esaminato gli effetti del digiuno intermittente sul metabolismo del glucosio e dei lipidi negli adulti obesi. Come risultato della ricerca, i medici hanno scoperto che il digiuno intermittente ha migliorato significativamente la sensibilità all'insulina e la regolazione della glicemia, riducendo così il rischio di sviluppare diabete di tipo 2 e altre malattie metaboliche.

Sono state studiate anche le proprietà antinfiammatorie del digiuno intermittente, poiché l'infiammazione è un fattore di rischio importante per le malattie cardiovascolari e il cancro. Uno studio condotto nel 2019 e pubblicato sulla rivista Cell Metabolism, ha esaminato gli effetti del digiuno intermittente sull'infiammazione sistemica e ha scoperto che è in grado di ridurre i marcatori infiammatori nel corpo, riducendo così il rischio di sviluppare malattie croniche correlate.

Inoltre, è stato dimostrato che il digiuno intermittente può aiutare a ridurre i livelli di colesterolo nel sangue, che è un altro importante fattore di rischio per le malattie cardiovascolari. Uno studio condotto nel 2020 e pubblicato sulla rivista Circulation Research, ha esaminato i suoi effetti sul profilo lipidico e ha scoperto che il digiuno intermittente riduce i livelli di colesterolo LDL (il cosiddetto "colesterolo cattivo") e trigliceridi, migliorando così la salute cardiovascolare.

Infine, il digiuno intermittente può aiutare a ridurre il rischio di sviluppare il cancro attraverso una serie di meccanismi che, oltre a ridurre l'infiammazione, includono la promozione dell'autofagia, un processo cellulare che aiuta a eliminare le cellule danneggiate o malate. Studi empirici e sperimentali hanno suggerito che il digiuno intermittente può ridurre il rischio di sviluppare vari tipi di cancro, come quello al seno, al colon e alla prostata.

In conclusione, anche se ci sono molti altri studi sul tema, da questi esempi, si può avere un indizio di come il digiuno intermittente potrebbe essere una strategia importante per la prevenzione delle malattie croniche, agendo direttamente sugli elementi che costituiscono un fattore di rischio. Tuttavia, è della massima importanza sottolineare che non si tratta di una panacea, né di una cura miracolosa per tutti i mali, e solo in combinazione con altri approcci di uno stile di vita sano, come una dieta equilibrata e regolare esercizio fisico per massimizzare i suoi benefici.

Per gli atleti professionisti e gli appassionati di fitness, il digiuno può anche offrire una serie di benefici per migliorare le prestazioni sportive e favorire il recupero muscolare. Quest'ultimo può aumentare la produzione di ormoni, tra cui l'ormone della crescita e la norepinefrina, che possono anche aumentare la capacità del corpo di bruciare i grassi e costruire muscoli. Inoltre, migliorando la sensibilità all'insulina, aumenta i livelli di energia e migliora il recupero muscolare dopo l'allenamento. Pertanto, non è solo un modo efficace per perdere peso, ma può anche avere un impatto significativo sulle prestazioni sportive, e questo è dimostrato anche da studi scientifici.

Uno dei modi per farlo è regolando il metabolismo energetico. Durante il digiuno, come abbiamo già visto parlando di perdita di peso, il corpo passa dal bruciare carboidrati e zuccheri come principale fonte di energia a bruciare i grassi immagazzinati. Quando ciò accade, può aumentare l'efficienza del metabolismo dei grassi e migliorare la capacità del corpo di utilizzare i grassi come fonte di energia durante l'esercizio prolungato; è quindi utile non solo nel contesto della perdita di peso.

Uno studio condotto nel 2014 e pubblicato sul Journal of the International Society of Sports Nutrition, ha esaminato gli effetti del digiuno intermittente sul metabolismo dei lipidi durante condizioni di esercizio fisico, e ha scoperto che aumenta l'ossidazione dei grassi e migliora l'efficienza energetica durante l'attività fisica.

Inoltre, il digiuno intermittente ha un effetto positivo sulla produzione di ormoni molto importanti, come l'ormone della crescita e la noradrenalina. L'ormone della crescita interviene nella sintesi proteica e nella riparazione muscolare, mentre la noradrenalina partecipa alla mobilitazione dei grassi e all'aumento della disponibilità di energia. Uno studio condotto nel 2016 e pubblicato sul European Journal of Applied Physiology, ha esaminato gli effetti del digiuno intermittente sull'ormone della crescita e ha scoperto che il regime di digiuno aumenta la produzione di esso durante il sonno, che può favorire notevolmente la riparazione muscolare e il recupero dopo l'esercizio.

Abbiamo anche detto che il digiuno intermittente favorisce l'autofagia, il processo cellulare che aiuta a rimuovere le cellule danneggiate o malate e a riparare i danni causati dallo stress ossidativo. Questo può essere particolarmente utile non solo nel trattamento del cancro, ma anche per gli sportivi, poiché l'esercizio fisico intenso può aumentare lo stress ossidativo e causare danni muscolari. A questo proposito, una ricerca condotta nel 2012 e pubblicata sulla rivista Cell Metabolism, ha esaminato il rapporto tra digiuno intermittente e autofagia muscolare e ha scoperto che il digiuno intermittente stimola quest'ultimo, concludendo che questo può favorire un migliore recupero muscolare e ridurre il rischio di lesioni da sovraccarico.

Infine, il digiuno intermittente, migliorando la sensibilità all'insulina e regolando i livelli di glucosio nel sangue, contribuisce a una migliore gestione dell'energia durante l'esercizio e a ridurre l'affaticamento muscolare. Uno studio condotto nel 2018 e pubblicato sulla rivista Nutrients, che ha esaminato gli effetti del digiuno intermittente sulle prestazioni atletiche concentrandosi sulla produzione di insulina e glucosio, ha concluso che il digiuno intermittente migliora la sensibilità all'insulina e la regolazione della glicemia, il che comporta un netto miglioramento delle prestazioni fisiche e riduce l'affaticamento muscolare durante l'esercizio.

In breve, il digiuno intermittente può influenzare significativamente il rendimento sportivo attraverso una serie di meccanismi importanti: regolazione del metabolismo energetico, produzione ormonale, autofagia e miglioramento della sensibilità all'insulina, Tutto ciò contribuisce a migliorare le prestazioni atletiche, aumentare la resistenza e ridurre l'affaticamento muscolare durante l'esercizio. Va notato che l'incorporazione del digiuno intermittente nello stile di vita dovrebbe essere una decisione personalizzata basata sulle esigenze individuali e supervisionata da un professionista, in particolare nel caso degli sportivi professionisti.

Apriamo un'altra parentesi necessaria. Non è sempre possibile seguire una dieta a digiuno; questa opzione non è adatta a tutti e può anche essere dannosa per alcune persone.

Ciò include chiunque abbia o abbia sofferto di disturbi alimentari come anoressia nervosa, bulimia o disturbo da alimentazione incontrollata. Data la natura delicata di questi disturbi, ricorrere a un regime di digiuno potrebbe aggravarli, aumentando il rischio di recidiva o peggioramento dei sintomi. Inoltre, il digiuno potrebbe anche avere ripercussioni a livello psicologico, aumentando l'avversione al cibo e soprattutto all'apporto calorico, il che potrebbe essere dannoso per coloro che hanno avuto esperienze negative legate all'alimentazione.

Il tema dei disturbi alimentari deve essere sempre affrontato con estrema sensibilità ed empatia, adottando un approccio rispettoso e comprensivo. I disturbi alimentari sono un problema crescente che colpisce sempre più persone nella nostra società, sono condizioni complesse e molto gravi in cui intervengono una serie di fattori fisici, emotivi e psicologici, che possono avere gravi conseguenze sulla salute fisica e mentale, e ciò sottolinea l'urgenza di un trattamento specializzato e di una rete di sostegno adeguata.

Pertanto, è fondamentale sensibilizzare in merito. I disturbi alimentari possono colpire persone di qualsiasi età, sesso, origine culturale o livello socioeconomico. Non sono limitati a un singolo sintomo specifico, ma possono manifestarsi in molti modi diversi, come anoressia nervosa, bulimia nervosa, disturbo da alimentazione incontrollata, disturbo selettivo del comportamento alimentare o arapsia.

Una delle pietre miliari della consapevolezza dei disturbi alimentari è la lotta ai miti e alle false credenze che circolano sui disturbi alimentari. Ad esempio, spesso si pensa che i disturbi alimentari siano semplicemente una questione di forza di volontà o di disciplina, mentre in realtà si tratta di una questione complessa, influenzata da fattori biologici, psicologici, sociali e persino ambientali. È importante educare le persone a capire che un disturbo alimentare non è una scelta, ma una malattia grave che richiede un trattamento medico specifico.

In questo contesto, è fondamentale fornire una rete di supporto forte e affidabile a chi ne soffre, cercando di creare un dialogo con loro e cercando di offrire il nostro pieno sostegno. Troppo spesso, infatti, i disturbi alimentari sono circondati da stigma e vergogna, che possono rendere chi ne soffre riluttante a cercare aiuto o semplicemente a parlarne apertamente. Creare uno spazio sicuro e accogliente in cui le persone si sentano libere di parlare apertamente dei loro sentimenti e delle loro esperienze è fondamentale per la guarigione e il recupero.

Un altro punto importante è conoscere ed essere informati sui segnali d'allarme dei disturbi alimentari, che includono cambiamenti significativi e improvvisi nel comportamento alimentare, preoccupazione eccessiva per il peso o la forma, evitamento del cibo, esercizio fisico eccessivo e/o tendenza all'isolamento sociale. Riconoscere questi segnali precoci ma chiari e offrire un supporto immediato può fare la differenza nella vita di una persona che lotta contro un disturbo alimentare.

Infine, garantire l'accesso alle risorse e al sostegno per chi ne ha bisogno, ai servizi di consulenza, alla terapia nutrizionale e psicologica, ai gruppi di sostegno e alle linee telefoniche di assistenza è essenziale dal punto di vista sociale ed economico. Informare sulle risorse disponibili e rimuovere le barriere all'accesso al trattamento sono passi essenziali per garantire che chiunque stia lottando con un disturbo alimentare possa ricevere il sostegno di cui ha bisogno.

Sebbene questo volume tratti un argomento diverso, si è ritenuto un dovere morale sensibilizzare l'opinione pubblica sui disturbi alimentari e aprire questa parentesi nel tentativo di promuovere una maggiore consapevolezza, comprensione e sostegno per coloro che ne sono affetti. L'educazione, il dialogo aperto, la capacità di riconoscere i segni della malattia e il libero accesso alle risorse sono fondamentali per affrontare efficacemente questa sfida e per lavorare insieme affinché nessuno si senta solo nella sua lotta.

Un'altra categoria di persone che dovrebbe evitare il digiuno intermittente è quella delle donne in gravidanza o in allattamento. Durante questi periodi delicati, è essenziale garantire un apporto adeguato di calorie e nutrienti per sostenere la crescita e lo sviluppo del feto o del neonato. Pertanto, digiunando, la neomamma potrebbe non fornire le quantità necessarie di nutrienti essenziali, come proteine, vitamine e minerali, aumentando il rischio di carenze nutrizionali che potrebbero influire negativamente sulla salute sua e del bambino.

Anche i bambini e gli adolescenti, che stanno attraversando una fase di crescita e sviluppo, hanno bisogno di un apporto calorico equilibrato per sostenere questo processo. Il digiuno intermittente, ancora una volta, può interferire con una crescita e uno sviluppo ottimali, limitando l'assunzione di nutrienti essenziali necessari per il loro benessere. Inoltre, il digiuno può avere effetti negativi sullo sviluppo cognitivo ed emotivo dei giovani, un altro aspetto da non sottovalutare.

Anche le persone con determinate condizioni mediche dovrebbero prestare particolare attenzione quando adottano il digiuno intermittente, o evitarlo del tutto. È il caso delle persone a cui è stato diagnosticato il diabete di tipo 1, delle donne con gravidanze ad alto rischio, delle persone con malattie renali, epatiche o cardiache in fase avanzata. Si tratta di persone che necessitano di un determinato apporto calorico giornaliero e di un controllo preciso della dieta. Anche in questo caso, il digiuno può interferire con la gestione di queste condizioni e aggravare la situazione clinica.

Una piccola nota finale. Sebbene sia spesso consigliato, anche sulla base di studi scientifici, le persone con uno stile di vita molto attivo o gli atleti di alto livello dovrebbero soppesare attentamente i possibili rischi e benefici del digiuno intermittente, in quanto potrebbero avere un elevato fabbisogno calorico e non essere in grado di ottenere energia sufficiente da una dieta di questo tipo. Sottolineiamo quindi la dimensione soggettiva di queste decisioni che, dopo un'attenta riflessione personale, dovrebbero essere valutate anche con l'aiuto di un professionista di fiducia. La vostra sicurezza e il vostro benessere devono essere sempre la priorità, non sottovalutate mai le vostre esigenze e cercate sempre il supporto necessario quando prendete decisioni delicate.

Ebbene, il primo capitolo è ormai chiuso. Abbiamo visto che sono molte le ragioni che spingono le persone a fare determinate scelte. Forse voi stessi state pensando al digiuno perché volete perdere quei chili di troppo, snellire le cosce, forse siete semplicemente stanchi di uno stile di vita sedentario e volete inserire il digiuno in un regime di scelte più salutari, oppure siete insoddisfatti delle vostre prestazioni atletiche. Qualunque sia il motivo per cui siete arrivati alla fine del primo capitolo, ricordate sempre di affrontare il digiuno in modo equilibrato e secondo le vostre esigenze personali, in modo da poterlo integrare in modo sicuro ed efficace nel vostro piano alimentare. Ci auguriamo che questo capitolo vi abbia aiutato a capire se il digiuno può essere un'opzione vantaggiosa per voi e, in caso affermativo, vi abbia incoraggiato a continuare a leggere.

CAPITOLO 2. Digiuno a breve e lungo termine : differenze nei meccanismi

In questo secondo capitolo spiegheremo i diversi tipi di digiuno intermittente, concentrandoci in particolare sul digiuno a breve termine e sul digiuno a lungo termine, approfondendo i meccanismi che ne stanno alla base e gli effetti sul nostro organismo.

Il digiuno a breve termine, noto anche come digiuno giornaliero o digiuno 16/8, prevede una finestra di digiuno di 16 ore seguita da una finestra di alimentazione di 8 ore durante il giorno. Applicando ciò che già sappiamo dal primo capitolo. Durante queste ore di digiuno, l'organismo passa dalla combustione del glucosio a quella dei grassi come fonte di energia, poiché le scorte di glicogeno si esauriscono. In questo modo si innesca il processo di chetosi, in cui il fegato produce chetoni, che vengono utilizzati come fonte alternativa di energia per il corpo e il cervello. Durante il periodo di alimentazione, è necessario consumare pasti sani e nutrienti per massimizzare i benefici di questo regime. Questo tipo di digiuno intermittente è molto popolare per la sua praticità e flessibilità, per cui può essere facilmente integrato nella vita quotidiana.

Numerosi studi scientifici si sono concentrati sugli effetti del digiuno a breve termine sulla salute e sul metabolismo. Ad esempio, uno studio pubblicato nel 2016 sul *Journal of Translational* Medicine ha esaminato gli effetti del digiuno intermittente quotidiano sul peso corporeo e sui parametri metabolici in adulti in sovrappeso. I ricercatori hanno riscontrato una significativa perdita di peso, una riduzione del grasso corporeo e un miglioramento della sensibilità all'insulina rispetto al gruppo di controllo che seguiva una dieta standard.

Anche altri studi hanno dimostrato i benefici del digiuno intermittente a breve termine per la salute cardiometabolica. Una revisione sistematica pubblicata nel 2020 sul *British Journal of Nutrition* ha esaminato gli effetti del digiuno intermittente sulla salute metabolica negli adulti in sovrappeso o obesi. I risultati hanno suggerito che il digiuno intermittente può produrre miglioramenti significativi del profilo lipidico, della pressione sanguigna e della resistenza all'insulina.

Inoltre, il digiuno a breve termine può avere effetti positivi sulla composizione corporea, promuovendo la perdita di grasso corporeo, preservando la massa muscolare. Uno studio pubblicato nel 2018 sulla rivista Nutrients ha esaminato gli effetti del digiuno intermittente quotidiano sulla composizione corporea e sulle prestazioni fisiche negli uomini adulti, constatando che essa portava ad una significativa riduzione del grasso corporeo senza influire sulla massa magra.

Infine, il digiuno di breve durata può anche influenzare positivamente la salute mentale e l'equilibrio psicofisico. Numerosi studi sono stati dedicati alla correlazione tra il digiuno intermittente e il miglioramento dei livelli di concentrazione e capacità cognitiva, nonché la riduzione dello stress ossidativo e l'infiammazione nel cervello. Tuttavia, si tratta di un settore in cui sono necessarie ulteriori ricerche per comprendere appieno gli effetti del digiuno di breve durata sulla salute mentale e sul benessere emotivo.

Abbiamo cercato di chiarire questo concetto in poche parole, illustrando un metodo molto popolare che ha dimostrato di avere numerosi benefici per la salute. Speriamo di aver fornito una spiegazione esaustiva del suo funzionamento; ma, in caso di dubbio, ricorda sempre che puoi fidarti del consiglio del tuo medico.

D'altra parte, abbiamo il digiuno a lungo termine, noto anche come digiuno prolungato, questo comporta periodi di digiuno che possono durare da 24 ore a diversi giorni o addirittura settimane. Durante il digiuno di lunga durata, l'organismo attraversa varie fasi metaboliche che includono l'esaurimento del glicogeno, l'entrata in chetosi e la mobilizzazione dei grassi immagazzinati come riserve energetiche. Durante queste fasi, il corpo sperimenta una serie di aggiustamenti fisiologici, come la riduzione dei livelli di insulina, l'aumento del rilascio di ormoni come l'adrenalina e la noradrenalina, e una maggiore attivazione del sistema nervoso simpatico. Questi aggiustamenti possono fornire una serie di benefici per la salute tipici del regime di digiuno, tra cui la perdita di peso, la riduzione dell'infiammazione, il miglioramento della sensibilità all'insulina, e la promozione di autofagia, che abbiamo discusso più volte. Perdonaci, se ripetiamo spesso gli stessi concetti, ma vogliamo che questo libro sia una guida anche per coloro che si avvicinano all'argomento per la prima volta e apprezziamo la chiarezza dei concetti perché, ricorda: ripetita iuvant (In poche parole, non fa mai male rinfrescare la memoria).

Comunque, torniamo a noi e vediamo alcuni studi sull'argomento.

La pratica del digiuno prolungato è stata oggetto di numerosi studi scientifici per valutarne gli effetti sulla salute e sul metabolismo umani. Uno studio condotto nel 2019 e pubblicato sul Journal of Clinical Investigation ha esaminato gli effetti del digiuno intermittente prolungato (48 ore di digiuno seguite da 24 ore di cibo) sulla salute metabolica degli adulti in sovrappeso o obesi. I risultati hanno indicato che il digiuno intermittente prolungato ha causato una significativa perdita di peso, ha ridotto la pressione sanguigna, migliorato la sensibilità all'insulina e ridotto l'infiammazione sistemica rispetto al gruppo di controllo che ha seguito una dieta standard.

Inoltre, il digiuno prolungato può avere effetti positivi sulla salute cardiometabolica, compresa la riduzione dei livelli di colesterolo LDL ("cattivo") e trigliceridi nel sangue, nonché della pressione sanguigna. Uno studio condotto nel 2017 e pubblicato sul Journal of Lipid Research ha esaminato gli effetti del digiuno intermittente prolungato sulla salute cardiometabolica negli adulti sani. I risultati hanno indicato che il digiuno intermittente prolungato ha portato a una significativa riduzione dei livelli di colesterolo LDL e trigliceridi, nonché a una riduzione della pressione sanguigna.

Infine, alcuni studi sembrano suggerire che il digiuno prolungato potrebbe anche allungare l'aspettativa di vita e migliorare la salute cellulare eliminando e riciclando componenti cellulari danneggiati o obsoleti. In effetti, questo avrebbe un impatto positivo sulla salute cellulare e sulla longevità, riducendo il rischio di malattie legate all'età e migliorando la funzione del sistema immunitario.

Quindi, come avrai già intuito, il digiuno prolungato è anche un campo di ricerca in erba e in evoluzione che mira a studiare e dimostrare i potenziali benefici per la salute. Ancora una volta, tuttavia, sono necessarie ulteriori ricerche per comprendere appieno gli effetti del digiuno prolungato e come applicarlo in modo sicuro ed efficace.

Apriamo ora una parentesi meno "seria" e concediamoci qualche banalità. Abbiamo detto che il digiuno intermittente è diventato molto popolare ultimamente, giusto? Sì, e in effetti, anche molte celebrità hanno deciso di seguirlo.

Uno dei più famosi sostenitori del digiuno intermittente è l'attore britannico Hugh Jackman, noto per il suo ruolo di Wolverine nei film di X-Men, che ha rivelato in interviste che segue una dieta che include il digiuno intermittente per mantenere la sua invidiabile forma fisica e la giusta energia per sostenere il suo frenetico stile di vita. Ha spiegato che a volte digiuna per 16 ore al giorno, seguite da un periodo di alimentazione di otto ore, per mantenere il peso sotto controllo e mantenere una salute ottimale.

Un altro sostenitore del digiuno intermittente è la bella attrice Jennifer Aniston, la Rachel della serie televisiva Friends. Jennifer ha anche parlato apertamente del suo approccio al digiuno intermittente e ha detto che di solito inizia la giornata con una bevanda all'acqua con limone, e pratica il digiuno intermittente evitando di mangiare dopo le 4 del pomeriggio, attribuendovi la sua energia, il suo aspetto giovanile e il mantenimento della sua forma fisica.

Il regista e attore americano Terry Crews è un altro noto sostenitore del digiuno intermittente. Alcuni di voi probabilmente lo conosceranno per i suoi ruoli in film come The Expendables e la serie televisiva Brooklyn Nine-Nine. Tuttavia, ha anche dichiarato di praticare il digiuno intermittente, mangiando solo per una finestra di tempo di otto ore durante il giorno.

Oltre ad attori e attrici, diversi atleti d'élite hanno anche adottato il digiuno intermittente come parte della loro dieta. Uno di questi è il pugile britannico Amir Khan, campione del mondo, che ha parlato dei benefici che sperimenta grazie al digiuno intermittente, specialmente durante la sua preparazione ai combattimenti. Ha spiegato che il digiuno intermittente aiuta a controllare il peso, mantenere la forza e ottimizzare le prestazioni durante gli allenamenti e i combattimenti.

Infine, l'imprenditore americano e magnate dei media Jack Dorsey, cofondatore di Twitter, è noto per aver adottato il digiuno intermittente come parte del suo stile di vita, spesso digiunando per 22 ore al giorno e mangiando i loro pasti per una finestra di tempo di due ore. Ha spiegato che, con il suo lavoro, il digiuno intermittente lo aiuta a mantenere la mente agile e a concentrarsi molto durante la giornata lavorativa, migliorando le sue prestazioni.

L'attrice e modella Elizabeth Hurley, nota icona di stile, ha anche aderito alla tendenza e ha raccontato che digiunava per lunghi periodi, anche fino a 24 ore, per pulire il suo corpo e mantenere la sua forma fisica e vitalità.

Inoltre, il giornalista e scrittore americano Dave Asprey è un altro sostenitore del digiuno prolungato e, in particolare, del cosiddetto approccio "digiuno a prova di proiettile". Noto per il suo lavoro nel campo del biohacking e dell'ottimizzazione mente-corpo, ha parlato dei benefici che ha sperimentato con il digiuno a lungo termine, come l'aumento dell'energia, una maggiore chiarezza mentale e la perdita di peso.

Infine, abbiamo anche il medico canadese Jason Fung, noto per il suo lavoro su obesità, diabete e nutrizione e autore di diversi libri sulla perdita di peso e la salute metabolica, è un sostenitore del digiuno intermittente a lungo termine come strumento per migliorare la salute metabolica, ridurre il peso corporeo e invertire il diabete di tipo 2.

Questi sono solo alcuni esempi, che abbiamo ritenuto opportuno aggiungere, di personaggi famosi che hanno dichiarato di praticare il digiuno intermittente proprio per mostrare quanto sia diffusa questa tendenza, e il suo conseguente riconoscimento, in tutto il mondo. Tuttavia, come avrai letto, ognuna di queste personalità ha fatto la sua scelta in base alle proprie esigenze, cosa che anche tu dovresti sempre ricordare.

Meccanismi di funzionamento

Ma torniamo alle questioni scientifiche. I meccanismi che regolano il digiuno intermittente sono diversi e complessi e implicano una serie di processi fisiologici e metabolici. Come sempre, partiamo dal concetto che durante il digiuno, l'organismo passa da uno stato di alimentazione all'altro di assenza di cibo, innescando una serie di risposte adattive per garantire un adeguato approvvigionamento energetico e, di conseguenza, la sopravvivenza. Queste risposte includono la riduzione dei livelli di insulina, l'aumento del rilascio di ormoni come adrenalina e noradrenalina e l'attivazione del sistema nervoso simpatico. Come abbiamo detto, tutti questi sono meccanismi per mobilitare le riserve energetiche dell'organismo e garantire un approvvigionamento costante di energia anche durante il digiuno.

Inoltre, il digiuno intermittente può influenzare una serie di vie metaboliche e di segnalazione coinvolte nella regolazione del metabolismo, dello stato infiammatorio e della salute cellulare. La via mTOR, acronimo di "mammalian target of rapamycin", è un complesso sistema di segnalazione cellulare che svolge un ruolo chiave nella regolazione della crescita e della proliferazione delle cellule, del metabolismo e della risposta allo stress. Per capire meglio cos'è la via mTOR e come influisce sul nostro organismo, è importante esaminare più in dettaglio il suo funzionamento.

Possiamo immaginare il percorso mTOR come una sorta di "centro di comando" all'interno delle nostre cellule, che riceve segnali da vari fattori interni ed esterni per regolare una serie di processi vitali. Uno dei suoi compiti principali è rilevare i livelli di nutrienti ed energia disponibili nella cellula e regolare la crescita e il metabolismo in base a questi segnali. Quando i livelli di nutrienti, come aminoacidi e glucosio, sono abbondanti, la via mTOR si attiva e promuove la crescita e la proliferazione cellulare, nonché la sintesi di proteine e lipidi, un processo importante per favorire la crescita e lo sviluppo cellulare, il ripristino dei tessuti danneggiati e la produzione di energia per le funzioni cellulari essenziali.

Tuttavia, quando i livelli di nutrienti sono bassi, la via mTOR viene inibita e la cellula attiva meccanismi di conservazione delle risorse per sopravvivere. In questo stato, la cellula può attivare processi come l'autofagia, che è il processo di degradazione e riciclaggio di componenti cellulari danneggiati o non necessari per fornire energia e materiali da costruzione per la sopravvivenza, di cui abbiamo parlato più volte.

Un altro modo molto semplice di pensare al percorso mTOR è immaginarlo come un interruttore che può essere acceso o spento a seconda delle condizioni ambientali e metaboliche della cellula: quando c'è abbondanza di nutrienti ed energia, l'interruttore è acceso e la via mTOR promuove la crescita e la proliferazione cellulare. Quando le risorse scarseggiano, l'interruttore si spegne e il binario viene inibito, consentendo alla cellula di conservare energia e attivare meccanismi di difesa e riparazione.

Interviene in una vasta gamma di processi fisiologici e patologici del nostro organismo. Ad esempio, interviene nella regolazione della crescita e della differenziazione cellulare, nella risposta immunitaria, nella patogenesi del cancro, nelle malattie metaboliche e nell'invecchiamento. Pertanto, comprendere il suo funzionamento è fondamentale per comprendere molti aspetti della biologia umana e per lo sviluppo di nuove terapie per le malattie associate alla sua disfunzione.

In conclusione, mTOR è un importante sistema di segnalazione cellulare che regola una serie di processi fisiologici fondamentali nel nostro organismo, che possono influenzare una vasta gamma di condizioni di salute. Pertanto, è fondamentale continuare la ricerca su questo argomento, poiché può aprire nuove strade per il trattamento di vari disturbi e malattie e contribuire a migliorare la nostra comprensione della biologia umana.

Un altro meccanismo in gioco è la via AMPK, che controlla il metabolismo energetico e la risposta allo stress, e la via dell'insulina, che regola il metabolismo del glucosio e dei lipidi. Il digiuno intermittente può modulare l'attività di queste vie, il che si traduce in una serie di benefici per la salute.

La via AMPK, acronimo di "proteina chinasi attivata da adenosina monofosfato", è una via metabolica chiave all'interno delle cellule che svolge un ruolo fondamentale nella regolazione dell'energia cellulare, del metabolismo e della sopravvivenza. Vediamo come funziona la cosa.

Per cominciare, possiamo immaginarla come una sorta di "sensore" di energia all'interno delle nostre cellule. Quando i livelli di energia cellulare sono bassi, come quando le riserve di glucosio si esauriscono o durante il digiuno, la via dell'AMPK viene attivata per aiutare la cellula a compensare questa carenza energetica. Una delle principali funzioni della via AMPK è promuovere la produzione di energia attraverso la glicolisi e l'ossidazione degli acidi grassi, due processi che convertono nutrienti come il glucosio e il grasso in energia utilizzabile sotto forma di adenosina trifosfato (ATP): questo è essenziale per garantire che le cellule abbiano abbastanza energia per svolgere le loro funzioni vitali.

Inoltre, aiuta a preservare le risorse energetiche della cellula sopprimendo la sintesi di lipidi, proteine e stimolando l'autofagia, che aiuta la cellula ad adattarsi a condizioni di stress metabolico e a sopravvivere anche in condizioni energetiche limitate.

Un altro compito importante della via AMPK è quello di regolare il metabolismo dei lipidi e il glucosio nell'organismo. Quando attivato, promuove l'assorbimento di glucosio dalle cellule e l'assorbimento di acidi grassi nei tessuti periferici come il muscolo scheletrico e il tessuto adiposo, riducendo i livelli di glucosio e lipidi nel sangue, favorendo una migliore gestione del glucosio, riducendo il rischio di obesità e malattie cardiometaboliche.

La via AMPK interviene anche in una vasta gamma di processi fisiologici e patologici, come la regolazione del metabolismo energetico, la crescita, la differenziazione cellulare, la risposta allo stress, l'infiammazione e l'invecchiamento. Pertanto, comprendere il funzionamento della via AMPK e di mTOR è fondamentale per comprendere molti aspetti della salute umana e per lo sviluppo di nuove terapie per le malattie associate alla disfunzione di questa via.

Per concludere questo capitolo, riassumiamo che, all'interno della categoria "digiuno intermittente", ci sono diversi approcci che possono variare sia nella durata che nell'intensità, e che possono influenzare diversi meccanismi fisiologici e metabolici. Pertanto, dopo aver valutato le proprie esigenze e, soprattutto, lo stato di salute stesso, il passo successivo è conoscere i diversi tipi di digiuno intermittente e i meccanismi che li regolano, al fine di massimizzare i profitti e avere ancora più fiducia in un approccio sicuro ed efficace.

CAPITOLO 3. Le basi scientifiche del digiuno circadiano

Il digiuno circadiano è un approccio alimentare basato sui ritmi naturali dell'organismo, in linea con il ciclo sonno-veglia e l'orologio biologico. Questo tipo di digiuno si concentra sul consumo di cibo solo per determinate fasce orarie del giorno, in armonia con i ritmi circadiani naturali del corpo. Ma prima, per comprendere appieno la base scientifica del digiuno circadiano, è importante esaminare come il nostro orologio biologico interno regola i processi metabolici e digestivi.

Il nostro corpo segue un ritmo circadiano, un ciclo di circa 24 ore che regola una serie di funzioni fisiologiche e comportamentali come il sonno, il metabolismo, la temperatura corporea e il rilascio di ormoni. Questo ritmo è controllato da una regione del cervello chiamata nucleo sovraquiasmatico (NSC), che agisce come un "orologio" biologico interno. Riceve segnali da fattori esterni, come la luce solare, che aiutano a sincronizzare il ritmo circadiano con il ciclo giorno-notte.

Uno dei principali ormoni coinvolti nella regolazione del ritmo circadiano è la melatonina, conosciuta come l'ormone del sonno. La melatonina è prodotta dalla ghiandola pineale del cervello in risposta al buio e aiuta a regolare il ciclo sonno-veglia, indicando al corpo quando è il momento di dormire. Il ritmo circadiano influenza anche il rilascio di altri ormoni coinvolti nel metabolismo e nella digestione, come l'insulina, il glucagone e il cortisolo.

Poi, durante il giorno, quando siamo attivi e svegli, il nostro corpo si trova in uno stato di alta attività metabolica, con livelli più alti di insulina e glucagone che regolano il metabolismo dei carboidrati e dei grassi. Consumare cibo durante le ore diurne, cioè quando si è più attivi, può aiutare a ottimizzare l'assorbimento e l'utilizzo dei nutrienti da parte dell'organismo, fornendo energia per le attività quotidiane. D'altra parte, durante la notte, quando ci prepariamo a riposare e dormire, il nostro corpo rallenta l'attività metabolica e si concentra sulla riparazione e il recupero. Pertanto, il consumo di cibo durante la notte può interferire con questo processo naturale, alterando il ritmo circadiano e influenzando negativamente la qualità del sonno, così come il metabolismo.

Esistono numerose prove scientifiche a sostegno dei benefici per la salute del digiuno circadiano. Uno studio pubblicato sulla rivista Cell Metabolism nel 2020 ha esaminato gli effetti del digiuno circadiano sulla salute metabolica nei topi. I ricercatori hanno scoperto che limitare l'accesso al cibo durante la notte porta a una migliore regolazione del metabolismo del glucosio e dei lipidi, riducendo il rischio di obesità e malattie metaboliche.

Altri studi, condotti sull'uomo, hanno suggerito che il digiuno circadiano può portare a una serie di benefici per la salute, come perdita di peso, miglioramento della sensibilità all'insulina, riduzione del rischio di malattie cardiometaboliche e miglioramento della qualità del sonno. Tuttavia, questi studi sono troppo recenti e necessitano di ulteriori progressi per comprendere appieno i meccanismi sottostanti e i benefici del digiuno circadiano per la salute umana.

In conclusione, il digiuno circadiano prende il nome dal fatto che si basa sui ritmi naturali del nostro corpo, sugli ormoni che regolano il ciclo sonno-veglia e il metabolismo. E abbiamo visto che consumare cibo durante le ore diurne e digiunare durante la notte potrebbe ottimizzare la salute metabolica e migliorare la qualità del sonno. O, almeno, sembrano suggerire studi recenti, ancora in fase di aggiornamento, anche se piuttosto avanzati

Capitolo 4. Vari metodi di digiuno (16:8- 5:2- Eat -Stop- Eat)

Il metodo 16:8 è uno degli approcci più popolari al digiuno intermittente e, in parte, ne abbiamo già parlato. È relativamente semplice da seguire ed è collegato a una serie di benefici per la salute se praticato correttamente e sotto la supervisione di un operatore sanitario qualificato. Ma non indugiamo oltre e ne parliamo.

Cos'è il metodo 16:8?

Sappiamo già che il digiuno in questo caso dura 16 ore ed è seguito da un periodo di alimentazione di 8 ore. Durante il periodo di digiuno si consumano solo acqua, tè e caffè senza zucchero o altre bevande ipocaloriche. Ciò significa che, ad esempio, se si inizia a mangiare alle 12, si finisce di mangiare alle 8 del pomeriggio e si digiuna fino alle 12 del giorno successivo.

Come funziona ?

Durante il periodo di digiuno, il tuo corpo inizierà a bruciare i grassi per ottenere energia, entrando in chetosi e questo, come abbiamo visto, è una formula fissa che devi tenere sempre presente. Durante la finestra di alimentazione, invece, è importante concentrarsi su pasti nutrienti ed equilibrati che apportano al tuo corpo tutti i nutrienti di cui ha bisogno: è consigliabile evitare cibi molto elaborati e ricchi di zuccheri aggiunti durante questo periodo.

Vantaggi del metodo 16:8

Uno dei principali vantaggi del metodo 16:8 è la sua flessibilità, poiché può adattare il suo programma di digiuno personalizzato alle sue esigenze e al suo stile di vita. In effetti, è il più popolare perché molte persone trovano più facile seguire questo metodo rispetto ad altri approcci più restrittivi, anche se gli effetti possono variare da persona a persona e dipendono da molti fattori come la dieta, l'attività fisica e lo stato di salute generale.

Considerazioni importanti

Prima di adottare il metodo 16:8, o qualsiasi altro regime di digiuno intermittente, è importante consultare un professionista qualificato, non dimenticare mai. Soprattutto se hai problemi di salute preesistenti o se, ad esempio, sei incinta o stai allattando. Inoltre, è essenziale ascoltare il tuo corpo durante il digiuno e non spingerlo oltre i suoi limiti. Se avverti sintomi come vertigini, stanchezza eccessiva o fame intensa, è importante interrompere il digiuno e mangiare un pasto equilibrato e nutriente.

Conclusione ed esempio

Il metodo 16:8 è un approccio popolare al digiuno intermittente, che offre una serie di benefici per la salute se praticato correttamente e sotto la supervisione di un professionista qualificato. Grazie alla sua flessibilità e semplicità, può essere un'opzione efficace per chiunque desideri cercare di migliorare la propria salute e perdere peso in modo sostenibile, avendo sempre cura e ascoltando il proprio corpo durante il processo.

Immaginiamo ora un giorno tipico in cui applicare il piano 16:8. Questa, naturalmente, è solo un'indicazione generale che potrebbe, e dovrebbe, variare leggermente da persona a persona in base alle proprie preferenze, orari quotidiani e esigenze personali. Cercheremo tuttavia di fornire un esempio generale che possa essere adattato alle esigenze individuali.

Iniziamo la giornata svegliandoci verso le 7 del mattino; dopo una notte di digiuno, ci sentiamo freschi e pronti ad affrontare la giornata. Per coloro che praticano il metodo 16:8, questa è ancora una fase di digiuno; quindi, ci regaliamo una tazza di tè o caffè senza zucchero (evitiamo di aggiungere zucchero o latte, perché potrebbero interrompere il digiuno) per aiutarci ad attivare il metabolismo e svegliarci del tutto.

Al mattino continuiamo le nostre attività quotidiane, che possono andare dal lavoro, studiare, allenarsi o semplicemente trascorrere del tempo con la famiglia. È importante mantenere un'idratazione adeguata per tutto questo tempo, quindi bere molta acqua è essenziale per mantenere il corpo idratato e favorire il metabolismo.

Arrivammo a metà mattina, verso le 11, e cominciammo a sentire una leggera fitta (il nostro stomaco comincia a lamentarsi!!). Questo è un buon segno, indica che il nostro corpo si sta preparando per entrare nel periodo di alimentazione. Tuttavia, seguendo il metodo 16:8, resistiamo alla tentazione di consumare cibi e bevande zuccherati e ci limitiamo a bere acqua o altre bevande ipocaloriche.

Verso mezzogiorno inizia finalmente il nostro periodo di alimentazione. Prepariamo un pasto nutriente ed equilibrato che dovrebbe includere proteine magre, carboidrati complessi e verdure (a foglia verde, o quello che preferisci). Ad esempio, per sperimentare, possiamo optare per una grande insalata di pollo con avocado e semi di chia, accompagnata da una razione di quinoa e verdure al vapore. Questo è un esempio di un pasto che può fornire al nostro corpo i nutrienti di cui ha bisogno per sostenere le nostre attività quotidiane e saziare il nostro appetito.

Dopo aver mangiato, ci concediamo un momento di relax per digerire al meglio: è il momento perfetto per godersi una tranquilla passeggiata all'aria aperta o svolgere un'attività rilassante come la lettura o la meditazione. Verso le 4 del pomeriggio, dovremmo sentire un'altra piccola fitta di fame, che ci dice che potrebbe essere il momento giusto per uno spuntino leggero, come una razione di frutta secca o frutta fresca. L'importante è scegliere alimenti nutrienti che ci aiutino a mantenere stabili i nostri livelli di energia e a saziare la fame fino al prossimo pasto.

Continuiamo la nostra giornata con le attività pomeridiane, cercando di mantenere uno stile di vita sano e attivo: è importante evitare il consumo eccessivo di caffeina e altre bevande stimolanti durante il pomeriggio per garantire una buona qualità del sonno durante la notte.

Siamo arrivati al tramonto, intorno alle 20:00, e abbiamo chiuso la finestra di alimentazione. Prepariamo un pasto leggero e facile da digerire, come una zuppa di verdure o un piatto di pesce al vapore con contorno di verdure. È preferibile evitare cibi pesanti o grassi, che potrebbero disturbare il sonno o rallentare la digestione.

Dopo l'ultimo pasto della giornata, ci diamo il tempo di rilassarci e prepararci per andare a letto: è importante cercare di sdraiarsi presto per garantire un sonno di qualità e consentire al corpo di recuperare correttamente durante la notte.

In conclusione, questo è solo un esempio generale del corso di una giornata tipica seguendo il metodo 16:8. Tuttavia, vorremmo ricordarti ancora una volta che è importante adattare questo piano alle tue esigenze individuali e ascoltare il tuo corpo per garantire un'applicazione sicura ed efficace del digiuno intermittente.

Inoltre, vorrei raccontarvi la storia di Sara, una donna di 35 anni con una carriera frenetica e una vita familiare altrettanto intensa, che ho incontrato durante una festa a casa di un amico comune. A un certo punto, la conversazione si è spostata rapidamente sul tema della salute e del benessere, e Sara ha condiviso con me la sua esperienza con il digiuno intermittente, in particolare con il metodo 16:8. Sara mi disse che aveva iniziato a praticare il digiuno intermittente circa sei mesi prima del nostro incontro perché, come molte persone, era stata attratta dalla relativa semplicità e flessibilità del metodo. Con il suo stile di vita frenetico, voleva un metodo di digiuno che non richiedesse troppa pianificazione o restrizioni dietetiche troppo rigide.

Il suo programma di digiuno di solito iniziava intorno alle 20, dopo aver cenato con la sua famiglia. Da quel momento in poi, digiunava fino a mezzogiorno del giorno successivo, quando aveva il suo primo pasto della giornata. Durante le otto ore di alimentazione, Sara si è concentrata su pasti nutrienti ed equilibrati, cercando di includere una varietà di alimenti sani come proteine magre, verdure, frutta e cereali integrali.

Mentre mi raccontava la sua esperienza, Sara sembrava sinceramente entusiasta dei cambiamenti positivi che aveva notato nella sua salute e nel suo benessere generale, e una delle prime cose che ha notato è stato un significativo miglioramento dei suoi livelli di energia nel corso della giornata. Prima di iniziare il digiuno intermittente, si sentiva spesso stanca e affaticata già nel primo pomeriggio, ma col passare del tempo, questa sensazione di pigrizia scompariva e gradualmente si sentiva sempre più energica, pronta a mordere la polvere del giorno.

Sara mi ha anche detto che ha perso peso gradualmente ma costantemente da quando ha iniziato a seguire il metodo 16:8. Anche se non era stata la sua motivazione principale, la perdita di peso era stata una piacevole sorpresa. Anche se non era stata la sua motivazione principale per adottarlo, la perdita di peso era stata una piacevole sorpresa. Mi ha spiegato che non sentivo di dover rinunciare ai suoi cibi preferiti o contare rigorosamente le calorie, ma che il digiuno intermittente sembrava averla aiutata a ridurre la quantità totale di cibo consumato durante il giorno. Oltre ai benefici fisici, Sara ha anche sottolineato gli effetti positivi che il digiuno intermittente ha avuto sulla sua salute mentale e sul suo umore: si sentiva più concentrata e lucida durante il giorno e aveva notato una diminuzione della fame emotiva e degli attacchi improvvisi che aveva spesso sperimentato in passato.

Tuttavia, Sara non ha nascosto che il digiuno intermittente non era sempre facile. Infatti, nei primi giorni, ha avuto qualche difficoltà ad abituarsi al nuovo schema alimentare e di tanto in tanto ha avuto fame durante il periodo di digiuno. Ma col tempo, il suo corpo si è adattato al nuovo regime e i crampi della fame sono diventati meno intensi.

Nel complesso, l'esperienza di Sara con il metodo 16:8 è stata estremamente positiva perché ha trovato un modo sostenibile e adattato al suo stile di vita per migliorare quegli aspetti della sua vita che le davano un senso di insoddisfazione. La sua testimonianza rappresenta fedelmente l'idea che il digiuno intermittente, se praticato in modo sicuro e sotto la supervisione di un professionista qualificato, offre una soluzione efficace per molte persone che cercano di migliorare il proprio benessere.

In particolare, questo piano è il più consigliato perché offre flessibilità e può adattarsi a diversi stili di vita e preferenze individuali. In generale, è adatto a coloro che godono di buona salute generale e non soffrono di particolari malattie che possono aggravarsi con il digiuno. Molte persone lo trovano relativamente facile da seguire, poiché non richiede restrizioni dietetiche estreme o un rigoroso conteggio delle calorie, rendendolo particolarmente adatto a coloro che hanno difficoltà a seguire diete più restrittive. Ma è consigliabile anche per coloro che cercano una modalità di digiuno che non richieda giorni di digiuno consecutivi né una restrizione calorica estrema: con la finestra di alimentazione di 8 ore e il periodo di digiuno di 16 ore, Questo metodo offre una flessibilità che può essere adatta anche a persone con grandi impegni lavorativi e familiari.

Tuttavia, **ricordiamo le categorie che non sono raccomandate**:

- Persone con problemi di salute mentale, disturbi alimentari, problemi gastrointestinali.
- Donne in gravidanza o in allattamento: è importante fornire all'organismo una nutrizione adeguata per favorire la crescita e lo sviluppo del bambino. Il digiuno intermittente potrebbe non essere appropriato in queste fasi della vita e dovrebbe essere evitato senza un'adeguata consulenza medica.
- Le persone con esigenze caloriche particolarmente elevate a causa dell'attività fisica intensa o di altri fattori dovrebbero considerare attentamente se il digiuno intermittente può soddisfare le loro esigenze nutrizionali senza compromettere la loro salute o le loro prestazioni.

Inoltre, è importante notare che il digiuno intermittente non è una soluzione miracolosa per la perdita di peso o la salute generale e che i risultati possono variare da persona a persona. Prima di iniziare qualsiasi regime di digiuno intermittente, è sempre consigliabile consultare un professionista qualificato per valutare se è adatto alle proprie esigenze individuali e al proprio stato di salute.

Il metodo 5:2

Il metodo 5:2 è un altro approccio interessante al digiuno intermittente, caratterizzato dalla sua frequenza non giornaliera. Questo metodo è diventato popolare negli ultimi anni grazie alla sua relativa semplicità e alla sua modalità alternativa, un alleato utile per mantenere il peso sotto controllo e garantire il benessere mentale e fisico.

Cos'è il metodo 5:2?

Il metodo 5:2 consiste in cinque giorni di alimentazione "normale" e due giorni di restrizione calorica, in cui l'apporto calorico è ridotto a un quarto-un quinto del fabbisogno calorico giornaliero. Durante i giorni di restrizione, spesso chiamati "giorni di digiuno", si consiglia di consumare tra 500 e 600 calorie alle donne e tra 600 e 700 calorie agli uomini.

Come funziona ?

I giorni di restrizione calorica nel metodo 5:2 possono essere distribuiti durante la settimana in modi diversi a seconda delle preferenze individuali. Alcune persone scelgono di digiunare per due giorni consecutivi, mentre altre preferiscono separare i giorni di digiuno per evitare una restrizione prolungata.

Durante i giorni di digiuno, è importante concentrarsi sul consumo di alimenti ricchi di nutrienti, per garantire che l'organismo riceva i nutrienti essenziali nonostante l'apporto calorico ridotto, tra cui: alimenti ricchi di proteine magre, fibre, vitamine e minerali, come verdure a foglia verde, proteine animali magre e alimenti integrali.

Vantaggi del metodo 5:2

Il metodo 5:2 offre una serie di benefici per la salute, simili ad altri approcci al digiuno intermittente. Uno dei principali vantaggi, come sempre, è la perdita di peso, che può essere ottenuta grazie al deficit calorico creato durante i giorni di digiuno. Tuttavia, è importante notare che la perdita di peso dipende anche dalla qualità e dalla quantità di cibo consumato durante i giorni di pasto normale.

Applicazione pratica del metodo 5:2

L'applicazione del metodo 5:2 richiede una certa pianificazione e disciplina per garantire che i giorni di digiuno siano gestiti in modo sano ed efficace. È importante idratarsi correttamente durante i giorni di digiuno bevendo molta acqua, tè senza zucchero o altre bevande ipocaloriche. Durante i giorni di restrizione calorica, è anche consigliabile dividere l'apporto calorico in piccoli pasti o spuntini distribuiti durante la giornata per evitare la fame e mantenere livelli di energia adeguati.

Considerazioni importanti

Prima di adottare il metodo 5:2 o qualsiasi altro regime di digiuno intermittente, informati sempre correttamente e ricorda che questo metodo, come qualsiasi altro, potrebbe non essere adatto a te. Sconsiglialo se soffri di disturbi alimentari, sei incinta o stai allattando, o se il medico ti sconsiglia di farlo.

Conclusione ed esempio

Il metodo 5:2 offre un approccio alternativo al digiuno intermittente, poiché la sua struttura divisa in giorni lo rende particolarmente adatto a coloro che desiderano un po' più di flessibilità nella gestione del loro programma di digiuno. Tuttavia, è importante valutare attentamente le considerazioni e le controindicazioni proposte in questo volume per qualsiasi approccio.

Immaginiamo una giornata tipica applicando il piano di digiuno 5:2. Supponiamo ad esempio che i giorni di digiuno siano il lunedì e il giovedì, mentre gli altri giorni della settimana sono dedicati al cibo normalmente.

Inizia la giornata il lunedì svegliandoti tranquillamente intorno alle 7 del mattino. Come è un giorno di digiuno, si può scegliere di iniziare la giornata con una tazza di tè verde o caffè solo senza zucchero, che può aiutare ad aumentare il livello di concentrazione e dare un po' di energia per iniziare la giornata. È importante idratarsi bene, quindi assicurati di bere molta acqua al mattino per rimanere idratato.

Verso mezzogiorno, potresti sentire un po' di fame, ma questo è perfettamente normale durante il digiuno. Per alleviare la fame, puoi bere un bicchiere d'acqua o una tazza di tè senza zucchero. Se senti fame, puoi anche prendere una piccola porzione di noci, come mandorle o anacardi, per alleviare un po' la sensazione di sazietà senza compromettere il digiuno.

Durante il pomeriggio, potresti essere impegnato con il lavoro o con varie attività quotidiane: è importante mantenere la mente occupata per evitare di concentrarsi troppo sulla fame. Assicurati di continuare a bere molta acqua e altre bevande ipocaloriche per rimanere idratato.

Verso sera, potresti sentire un po' più di fame, ma è importante resistere alla tentazione di mangiare troppo. Puoi preparare una piccola porzione di proteine magre, come pollo o pesce, accompagnata da verdure a basso contenuto calorico per nutrire un po' il tuo corpo senza compromettere il tuo digiuno

Dopo una notte tranquilla, sdraiati verso le 22:00, pronto ad affrontare il prossimo giorno di digiuno.

Passiamo ora al giovedì, il secondo giorno di digiuno della settimana. Anche in questo giorno, inizia la giornata con una tazza di tè o caffè senza zucchero per darti una spinta di energia. Al mattino potresti sentire di nuovo un po' di fame, ma ricorda di idratarti e distrarti con attività che ti tengono occupato.

Per mangiare, optare per una piccola porzione di verdure a foglia verde o un leggero brodo vegetale, che vi aiuterà a sentirsi sazi senza compromettere il vostro digiuno.

Nel pomeriggio, continua a mantenere la mente e il corpo attivi con attività a bassa intensità e, se necessario, fai pause per bere acqua e altre bevande ipocaloriche.

Verso sera, puoi pensare a una zuppa di verdure o un'insalata leggera con verdure varie e una fonte di proteine magre, ancora una volta per avere un pasto nutriente senza compromettere il digiuno. Infine, termina la giornata di giovedì con una notte tranquilla e sdraiati presto per riposare bene e prepararti per i giorni di pasti normali che verranno dopo.

In questo modo, seguendo il piano di digiuno 5:2, puoi integrare i giorni di "digiuno" con giorni di alimentazione normale per controllare il tuo peso e migliorare il tuo benessere generale, tutto al tuo ritmo. Ricorda sempre di ascoltare il tuo corpo e consultare un professionista qualificato prima di iniziare qualsiasi regime dietetico.

Qui vi parlerò di Lisa, una donna di 45 anni che ha iniziato a seguire il piano di digiuno 5:2 dopo aver letto numerosi articoli sui potenziali benefici del digiuno intermittente. Lisa, madre di due figli e impiegata a tempo pieno, aveva sempre avuto difficoltà a trovare il tempo per seguire diete restrittive o programmi intensivi di esercizio, e il piano 5:2 sembrava offrire la flessibilità di cui aveva bisogno per integrare il digiuno nella sua vita quotidiana. Lisa ha iniziato il suo viaggio circa un anno fa, e la sua testimonianza è un esempio di successo e positività. Come lei stessa racconta, non è sempre stata in grado di sopportare facilmente i giorni di digiuno, ma è stata solo una questione di tempo perché ha imparato a gestirli nel tempo.

I suoi giorni di digiuno erano di solito il martedì e il venerdì, poiché erano giorni in cui la sua routine lavorativa era meno intensa e aveva più tempo per controllare la sua dieta. Lisa dice che iniziava i giorni di digiuno con una colazione leggera, spesso tè verde o caffè senza zucchero, per iniziare la giornata con energia. Durante i pasti, si concentrava su alimenti ricchi di nutrienti, come frutta, verdura e proteine magre, soprattutto pesce, cercando di non superare il limite calorico raccomandato.

Uno dei principali vantaggi che Lisa ha trovato nel digiuno 5:2 è stato che poteva decidere quando applicare i giorni di regime più rigoroso. Durante i normali giorni di alimentazione, poteva godersi i pasti con la sua famiglia senza doversi preoccupare di restrizioni caloriche o cibi "proibiti", e questo equilibrio tra i giorni di digiuno e quelli di alimentazione normale gli permetteva di mantenere uno stile di vita attivo senza dover rinunciare ai piaceri occasionali della buona tavola.

Lisa ha notato una serie di cambiamenti positivi nel suo corpo, soprattutto, si sentiva meno pesante e con più energia, specialmente nei giorni di digiuno. Inoltre, ha perso peso gradualmente ma costantemente nel tempo ed è stata felice che i vestiti le fossero più larghi e che si sentisse più sicura di sé. Oltre ai benefici fisici, Lisa ha anche sottolineato il miglioramento del suo benessere mentale, poiché era meno stressata e meno incline agli attacchi nervosi di cui era spesso vittima in precedenza.

In conclusione, l'esperienza di Lisa con il digiuno 5:2 ha avuto un impatto significativo sulla sua vita e ha trovato una modalità di digiuno che si adatta al suo stile di vita e allo stesso tempo consente di migliorare la sua salute generale senza sacrificare troppo tempo per gli snack.

Ma parleremo anche del caso di Marco, che non ha ancora iniziato un regime di digiuno, ma che vorrebbe praticare il digiuno 5:2 per perdere peso, poiché è sempre stato un ragazzo molto attivo ma, sfortunatamente, dopo un brutto infortunio alla gamba, è rimasto immobile per due mesi e ha messo su peso. Marco è consapevole dei potenziali benefici del digiuno intermittente, ma non avendolo mai praticato, teme di non essere in grado di tollerare la fame. Pertanto, vuol seguire un piano alimentare che gli permetta di gestire efficacemente istuoi giorni di digiuno e la sua normale alimentazione. Quindi, decide di pianificare i suoi giorni di digiuno il mercoledì e il venerdì, perché sono giorni in cui hai più tempo libero e può gestire meglio la sua routine.

Durante i giorni di digiuno, Marco si impegna a consumare solo circa 600 calorie al giorno. Accompagniamo il nostro amico durante la sua giornata.

La giornata di digiuno di Marco inizia con un buon caffè amaro verso le 8 del mattino, infatti senza di lui non sarebbe in grado di svegliarsi e non saprei mai dire di no a una buona tazza di caffè, l'essenziale per iniziare la giornata nel miglior modo possibile.

A metà mattina, Marco consuma una piccola porzione di frutta fresca, come una mela o una pera, per apportare al suo organismo una dose di energia e nutrienti senza superare il limite di calorie. È importante concentrarsi su alimenti ricchi di fibre e vitamine che ti aiutano a sentirti sazio e soddisfatto durante la giornata di digiuno.

Per mangiare, Marco opta per una zuppa di piselli ipocalorici, accompagnata da un petto di pollo alla griglia: un pasto leggero che gli apporta la giusta combinazione di fibre, proteine e vitamine per mantenere stabili i suoi livelli di energia.

Nel pomeriggio, Marco può scegliere uno spuntino leggero, come una manciata di mandorle, che lo sazia e gli dà energia.

Per cena, Marco prepara un pasto leggero ed equilibrato, come un filetto di pesce al vapore con verdure a foglia verde, ad esempio spinaci. Il pasto finale ti fornisce una combinazione di proteine magre e fibre che ti mantengono soddisfatto e sazio senza superare il limite calorico giornaliero.

Durante i giorni di pasti normali, Marco si sforza di seguire una dieta sana ed equilibrata, incentrata su alimenti integrali, proteine magre, frutta e verdura, optando per pasti equilibrati e nutrienti che soddisfino le tue esigenze nutrizionali e ti aiutino a mantenere il peso in forma a lungo termine.

Pertanto, il piano alimentare di digiuno 5:2 di Marco è progettato per aiutarti a gestire le tue giornate di digiuno e alimentazione normale in modo efficace e sano, con l'obiettivo di recuperare il tuo peso target. Concentrandosi su alimenti ricchi di nutrienti e mantenendo un corretto equilibrio calorico, Marco può sfruttare i benefici del digiuno intermittente per raggiungere i suoi obiettivi in modo sostenibile.

Il metodo Eat-Stop-Eat

Il metodo Eat-Stop-Eat è un metodo creato da Brad Pilon nel suo libro "Eat Stop Eat". Questo metodo si concentra sull'alternare periodi di digiuno completo con giorni di alimentazione normale: l'idea generale è di digiunare per un periodo di 24 ore una o due volte alla settimana, smettendo completamente di mangiare durante questo periodo.

Questo approccio al digiuno intermittente si distingue per la sua semplicità, ma anche per la sua rigidità. Non richiede l'adozione di regimi dietetici complicati o il conteggio delle calorie durante i giorni di pasto normale. Si concentra invece su brevi ma intensi periodi di digiuno, durante i quali si beve solo acqua, tè o caffè senza zucchero per un periodo di 24 ore e che possono iniziare in momenti diversi, a seconda delle preferenze personali. Alcune persone scelgono di iniziare il periodo di digiuno dopo cena, digiunando durante la notte e fino alla cena del giorno successivo. Altre persone preferiscono iniziare il periodo di digiuno al mattino, saltando la colazione e digiunando fino alla colazione del giorno successivo: di nuovo, la scelta del momento dipende dalle preferenze personali e dalla facilità di integrare il digiuno nella routine quotidiana.

Uno degli aspetti chiave del metodo Eat-Stop-Eat è che non ci sono regole rigide su quali giorni della settimana dovrebbero essere dedicati al digiuno, né su quante volte alla settimana è necessario digiunare. Ciò consente alle persone di adattare il metodo al proprio stile di vita e alle proprie esigenze individuali. Ad esempio, alcune persone possono scegliere di digiunare una volta alla settimana, mentre altre possono preferire farlo due volte.

Salutiamo un nuovo amico, ti presento Luca! Luca è un impiegato bancario che ha deciso di adottare il piano di digiuno Eat-Stop-Eat perché è stato consigliato da un amico ed è curioso di provarlo. Ha deciso di dedicare il giovedì al digiuno, perché è un giorno in cui ha meno impegni lavorativi e può gestire meglio il suo tempo senza troppe distrazioni. Il giorno di digiuno di Luca inizia la sera prima, il mercoledì. Dopo una cena leggera ma nutriente, Luca decide di terminare la sua assunzione di cibo verso le 20. Questo ti permette di goderti un pasto soddisfacente e sentirti pieno e pronto per iniziare il tuo periodo di digiuno.

Dopo cena, Luca beve molta acqua per mantenere il corpo idratato e alleviare la sensazione di fame. Opta anche per un tè senza zucchero, che gli dà energia e lo mette di buon umore.

La mattina dopo, Luca si sveglia e decide di fare una lenta passeggiata per godersi l'aria fresca e mantenere la mente occupata, per distogliere la sua attenzione dalla fame e concentrarsi su altre attività, riducendo così il rischio di pensare costantemente al cibo.

Durante la sua giornata di digiuno, si concentra sul suo lavoro, legge un libro che gli piace e dedica tempo alla meditazione per rilassarsi e ridurre lo stress, dedicando il suo tempo in modo costruttivo e superando la sua giornata di digiuno più facilmente.

Quando arriva il momento di rompere il digiuno, verso le 20, Luca sceglie un pasto leggero per iniziare a mangiare di nuovo. Scegli una buona insalata e una piccola porzione di tacchino alla griglia, assumendo tutti i nutrienti necessari. Dopo aver interrotto il digiuno, Luca si impegna a seguire una dieta sana ed equilibrata per il resto della settimana, facendo attenzione a non compensare eccessivamente la sua giornata di digiuno con un'assunzione eccessiva, poiché si sforza di essere consapevole delle sue abitudini alimentari.

Capitolo 5. Benefici del digiuno e impatto sul metabolismo

Di seguito ti proponiamo uno schema a cui puoi accedere, in modo rapido e conciso, per vedere tutti i vari benefici del digiuno di cui abbiamo parlato prima. Ancora una volta, sappiamo che abbiamo già parlato di queste cose, ma come abbiamo già detto, è sempre una buona idea "masticare" più volte concetti che potrebbero rivelarsi indigesti per coloro che iniziano il digiuno e hanno bisogno di informazioni chiare e facilmente accessibili. Inoltre, in alcuni casi proporremo anche studi approfonditi.

Perdita di peso e riduzione del grasso corporeo

Uno dei motivi principali per cui le persone ricorrono al digiuno intermittente. Numerosi studi hanno dimostrato che il digiuno intermittente può aiutare a ridurre il grasso corporeo e favorire la perdita di peso, sia riducendo l'apporto calorico globale che attraverso specifici meccanismi metabolici.

Ad esempio, uno studio pubblicato sul Journal of Translational Medicine ha scoperto che il digiuno intermittente può essere altrettanto efficace, se non di più, di altre diete tradizionali per promuovere la perdita di peso. Gli autori dello studio hanno sottolineato che il digiuno intermittente può aiutare a ridurre il grasso corporeo senza compromettere la massa muscolare, rendendolo un'opzione attraente per coloro che cercano di perdere peso in modo sano e sostenibile.

Migliora la sensibilità all'insulina e il controllo del glucosio

Uno dei principali modi in cui il digiuno intermittente influenza il metabolismo è riducendo i livelli di insulina nel sangue. L'insulina è un ormone prodotto dal pancreas, un organo situato nell'addome, che svolge un ruolo chiave nella regolazione dei livelli di zucchero nel sangue e nel metabolismo energetico dell'organismo. Viene spesso considerata la "chiave" che consente al glucosio, il principale tipo di zucchero nel sangue, di entrare nelle cellule del corpo e utilizzarlo come fonte di energia.

Per comprendere l'importanza dell'insulina, è utile immaginare il corpo umano come una macchina che ha bisogno di carburante per funzionare correttamente. Questo "carburante" è il glucosio, che proviene dagli alimenti che ingeriamo. Quando mangiamo, il nostro sistema digestivo scompone i carboidrati nel cibo in glucosio, che viene poi assorbito nel flusso sanguigno e trasportato alle cellule del corpo attraverso di esso.

Una volta che il glucosio è nel sangue, è l'insulina che entra in azione. L'insulina agisce come un segnale per le cellule del corpo, indicando loro di aprire le porte e consentire l'ingresso di glucosio. Ciò è essenziale perché il glucosio non può essere utilizzato direttamente dalle cellule senza l'azione dell'insulina. Una volta all'interno delle cellule, il glucosio viene convertito in energia attraverso un processo chiamato glicolisi, che fornisce il carburante necessario per tutte le funzioni vitali dell'organismo, come la respirazione, la circolazione e la contrazione muscolare.

Ma l'insulina non interviene solo nel trasporto del glucosio alle cellule. Svolge anche un ruolo importante nella regolazione del metabolismo dei grassi e delle proteine. Quando i livelli di zucchero nel sangue aumentano, ad esempio dopo un pasto ricco di carboidrati, il pancreas rilascia insulina per abbassare i livelli di zucchero nel sangue, favorendo l'assorbimento di glucosio nelle cellule e la loro conversione in energia. Allo stesso tempo, l'insulina inibisce la produzione di glucosio da parte del fegato e favorisce l'accumulo di grasso nelle cellule adipose.

L'importanza dell'insulina sta quindi nella sua capacità di regolare i livelli di zucchero nel sangue e mantenere un equilibrio energetico nell'organismo. Senza insulina, il glucosio non può entrare nelle cellule e rimane nel sangue, causando un aumento dei livelli di zucchero nel sangue, noto come iperglicemia. A lungo termine, l'iperglicemia può danneggiare i vasi sanguigni, i nervi e gli organi vitali e portare a gravi complicazioni come il diabete di tipo 2.

In breve, l'insulina è un ormone chiave per il metabolismo dell'organismo, poiché regola i livelli di zucchero nel sangue e il suo utilizzo come fonte di energia. Senza insulina, il corpo non sarebbe in grado di metabolizzare correttamente il glucosio, causando problemi di salute come il diabete e altre malattie metaboliche. Pertanto, è essenziale mantenere un sano equilibrio di insulina nell'organismo per garantire il corretto funzionamento del metabolismo e della salute generale. Durante il digiuno, il corpo passa da uno stato di assorbimento e conservazione del cibo a uno stato di utilizzo delle riserve di energia. Ciò provoca una diminuzione dei livelli di glucosio nel sangue e, di conseguenza, una diminuzione dei livelli di insulina.

Numerosi studi hanno dimostrato che il digiuno intermittente può aiutare a migliorare la sensibilità all'insulina, il che significa che le cellule dell'organismo rispondono meglio all'insulina prodotta dal pancreas. Una revisione sistematica e una meta-analisi pubblicate in Obesity Reviews, hanno dimostrato che il digiuno intermittente può portare ad una significativa riduzione dei livelli di insulina a digiuno e ad un aumento della sensibilità ad esso, riducendo così il rischio di sviluppare resistenza all'insulina e diabete di tipo 2.

Il digiuno intermittente influenza la sensibilità all'insulina e il controllo della glicemia. Una revisione sistematica e una meta-analisi pubblicate nel British Journal of Nutrition hanno concluso che il digiuno intermittente può aiutare a migliorare la sensibilità all'insulina, riducendo il rischio di sviluppare la resistenza all'insulina e il diabete di tipo 2.

Inoltre, diversi studi hanno dimostrato che il digiuno intermittente può aiutare a stabilizzare i livelli di zucchero nel sangue, riducendo le fluttuazioni glicemiche e migliorando il controllo del glucosio. Questo è particolarmente importante per le persone diabetiche o a rischio di soffrire di questa malattia.

Riduzione dell'infiammazione e miglioramento della salute cardiovascolare

Alcune ricerche suggeriscono che il digiuno intermittente può aiutare a ridurre l'infiammazione dell'organismo, un noto fattore di rischio per molte malattie croniche, tra cui le malattie cardiache. Uno studio pubblicato su Cell Metabolism suggerisce che il digiuno intermittente può attivare meccanismi cellulari che riducono l'infiammazione, proteggono il cuore e i vasi sanguigni.

Inoltre, il digiuno intermittente può anche influenzare positivamente i livelli di lipidi nel sangue, riducendo i livelli di colesterolo LDL ("cattivo") e aumentando quelli di colesterolo HDL ("buono"), che riduce il rischio di malattie cardiovascolari e migliora la salute cardiaca a lungo termine.

Benefici cognitivi e protezione dei sistemi nervosi

Alcune prove suggeriscono che il digiuno intermittente può beneficiare delle capacità cognitive e proteggere il cervello dall'invecchiamento e dalle malattie neurodegenerative. Uno studio sugli animali pubblicato su Neuroscience ha dimostrato che il digiuno intermittente può aumentare la produzione di fattori neuroprotettivi nel cervello, migliorando la plasticità neuronale e la resistenza allo stress ossidativo.

Inoltre, studi sull'uomo hanno suggerito che il digiuno intermittente può migliorare la funzione cognitiva, compresa la memoria, l'attenzione e la concentrazione. Sebbene siano necessarie ulteriori ricerche per confermare questi risultati, le prove attuali suggeriscono che il digiuno intermittente può avere importanti benefici per la salute cerebrale.

Attivazione del metabolismo e riduzione dei grassi

Durante il digiuno, il corpo passa gradualmente dall'utilizzare il glucosio come principale fonte di energia all'utilizzare il grasso. Il glucosio è una delle principali fonti di energia del nostro corpo e ne abbiamo già parlato in precedenza. Tuttavia, quando mangiamo pochi carboidrati o digiuniamo per un periodo prolungato, i livelli di glucosio nel sangue diminuiscono. In risposta a questo, il corpo inizia a bruciare i grassi per produrre chetoni, che possono essere utilizzati come fonte alternativa di energia per le cellule. Si tratta del processo di chetosi, in cui il fegato produce chetoni che vengono utilizzati come carburante alternativo per il cervello e altri tessuti.

La chetosi è uno stato metabolico in cui il corpo produce e utilizza i chetoni come principale fonte di energia. Il digiuno intermittente può aumentare la produzione di chetoni nell'organismo, favorendo così il metabolismo dei grassi. I chetoni, chiamati anche corpi chetonici, sono sostanze chimiche prodotte dall'organismo in determinate condizioni metaboliche, soprattutto quando i livelli di zucchero nel sangue sono bassi e il corpo ha bisogno di un'altra fonte di energia. Sono il risultato del metabolismo dei grassi, che si verifica quando si esauriscono le riserve di zucchero (glucosio), come avviene durante il digiuno prolungato, il digiuno intermittente o durante periodi di assunzione ridotta di carboidrati.

Quando il corpo ha bisogno di energia e non ha abbastanza glucosio, come durante il digiuno o durante una dieta chetogenica a basso contenuto di carboidrati, inizia a utilizzare i grassi come fonte alternativa di energia. In questo processo interviene il fegato, che converte gli acidi grassi in chetoni mediante un processo chiamato chetogenesi.

I chetoni vengono quindi rilasciati nel flusso sanguigno e trasportati in vari tessuti e organi del corpo, dove vengono utilizzati come fonte di energia alternativa al glucosio. In particolare, il cervello e il cuore possono utilizzare i chetoni come combustibile energetico quando i livelli di zucchero nel sangue sono bassi. L'importanza dei chetoni sta nella loro capacità di fornire energia all'organismo durante periodi di basso apporto di carboidrati o durante il digiuno. Questo è particolarmente rilevante per il cervello, poiché durante il digiuno o in assenza di carboidrati, il cervello ha bisogno di una fonte di energia alternativa al glucosio per funzionare correttamente. I chetoni sono in grado di attraversare la barriera ematoencefalica e fornire energia al cervello, garantendo che continui a funzionare anche quando i livelli di zucchero nel sangue sono bassi.

Inoltre, i chetoni possono svolgere un ruolo importante nella regolazione del metabolismo energetico e della composizione corporea. Durante una dieta chetogenica o a digiuno, i chetoni possono contribuire a ridurre l'appetito e promuovere la perdita di peso, in quanto possono aiutare a sopprimere la fame e promuovere la sensazione di sazietà.

Tuttavia, è importante notare che i chetoni possono accumularsi nel sangue se prodotti in eccesso, portando a uno stato chiamato chetosi patologica. Ciò può verificarsi, ad esempio, nelle persone con diabete incontrollato o durante un digiuno prolungato. In questi casi, livelli troppo elevati di chetoni nel sangue possono portare a complicazioni come l'acidosi chetonica, una condizione potenzialmente pericolosa che può causare sintomi come nausea, vomito, confusione e persino coma.

In conclusione, i chetoni sono sostanze prodotte dal nostro organismo durante periodi di basso apporto di carboidrati o durante il digiuno, e vengono utilizzati come fonte alternativa di energia quando i livelli di zucchero nel sangue sono bassi. Sono importanti per fornire energia al cervello e ad altri tessuti durante i periodi di digiuno o in assenza di carboidrati, ma è importante mantenere un equilibrio per evitare complicazioni legate a livelli troppo alti di chetoni nel sangue.

Questo stato di chetosi si verifica quando i livelli di glucosio nel sangue sono bassi e il corpo inizia a bruciare i grassi per produrre chetoni, che sono molecole di energia alternative ai carboidrati. Vediamo ora perché è importante e come funziona.

Per comprenderne l'importanza, è importante sapere cosa succede normalmente quando mangiamo. Quando mangiamo cibi che contengono carboidrati, come pane, pasta o zucchero, il nostro organismo li scompone in glucosio, che viene assorbito dal flusso sanguigno. Il glucosio è la fonte di energia preferita dal nostro organismo e viene utilizzato immediatamente dalle cellule per svolgere le loro funzioni vitali.

La chetosi è importante perché permette all'organismo di utilizzare efficacemente i grassi come fonte di energia, quando i livelli di zucchero nel sangue sono bassi. Questo è particolarmente utile durante il digiuno o quando si seguono diete a basso contenuto di carboidrati, come la dieta chetogenica. Durante la chetosi, il corpo è in grado di bruciare il grasso in eccesso, con conseguente perdita di peso e riduzione del grasso corporeo.

Inoltre, la chetosi può avere altri benefici per la salute. Alcuni studi suggeriscono che può migliorare la sensibilità all'insulina e abbassare i livelli di zucchero nel sangue, che può essere utile per le persone con diabete di tipo 2. Può anche avere effetti positivi sulla salute cerebrale, poiché i chetoni possono attraversare la barriera ematoencefalica e fornire una fonte di energia alternativa alle cellule cerebrali.

Tuttavia, è importante notare che la chetosi non è sempre indicativa di buona salute. Può anche verificarsi in condizioni patologiche come il diabete incontrollato o in situazioni di fame estrema. In queste circostanze, può essere associato a problemi come la chetoacidosi, una complicanza potenzialmente pericolosa che può verificarsi quando i livelli di chetoni nel sangue aumentano troppo.

In conclusione, la chetosi è uno stato metabolico in cui il corpo produce e utilizza i chetoni come fonte di energia. È importante perché consente al corpo di bruciare i grassi per produrre energia quando i livelli di zucchero nel sangue sono bassi. Tuttavia, è importante monitorare attentamente i livelli di chetosi e assicurarsi di seguire una dieta equilibrata che si adatti alle esigenze individuali.

Uno studio pubblicato su Cell Metabolism ha dimostrato che il digiuno intermittente può attivare la via del metabolismo dei grassi, aumentando la loro ossidazione e favorendo la perdita di grasso corporeo. Gli autori dello studio hanno osservato che il digiuno intermittente può portare ad una maggiore mobilizzazione del grasso dalle riserve di grasso e ad una maggiore capacità dell'organismo di utilizzare il grasso come fonte di energia.

Aumento della produzione di ormoni metabolici

Il digiuno intermittente può anche influenzare la produzione di ormoni metabolici che regolano il metabolismo energetico e la composizione corporea. Ad esempio, il digiuno intermittente può aumentare la produzione di ormone della crescita (GH) e di norepinefrina, che possono contribuire alla mobilizzazione del grasso e al mantenimento della massa muscolare durante il digiuno.

Gli ormoni della crescita, conosciuti anche come GH (dall'inglese Growth Hormone), sono sostanze chimiche prodotte dall'ipofisi, una piccola ghiandola situata alla base del cervello. Questi ormoni svolgono un ruolo fondamentale nella regolazione della crescita, dello sviluppo e del metabolismo dell'organismo. Sono chiamati "ormoni della crescita" perché svolgono un ruolo fondamentale nella promozione della crescita durante l'infanzia e l'adolescenza, ma rimangono importanti in età adulta per vari processi dell'organismo.

Una delle principali funzioni degli ormoni della crescita è stimolare la crescita delle cellule, dei tessuti e degli organi del corpo. Durante l'infanzia e l'adolescenza, il GH è responsabile della crescita in altezza, promuovendo la divisione e la moltiplicazione delle cellule ossee e dei tessuti molli. Questo è particolarmente evidente durante la pubertà, quando i livelli di GH aumentano, consentendo una rapida crescita e sviluppo fisico.

Oltre alla crescita fisica, il GH influenza altri processi dell'organismo. Ad esempio, svolgono un ruolo chiave nella regolazione del metabolismo energetico, influenzando la quantità di grasso e muscoli del corpo. Il GH promuove la lipolisi, il processo di scomposizione del grasso, e inibisce l'assorbimento di glucosio nelle cellule, promuovendo così l'uso del grasso come fonte di energia. Questo può contribuire alla riduzione del grasso corporeo e al mantenimento della massa muscolare.

Inoltre, il GH è importante per mantenere la salute delle ossa e la rigenerazione dei tessuti. Stimola la produzione di collagene, una proteina importante per la salute delle ossa, della pelle e dei muscoli, e favorisce la rigenerazione e la riparazione dei tessuti danneggiati.

Il GH interviene anche nella regolazione del metabolismo dei carboidrati. Può influenzare la produzione di insulina, l'ormone che regola i livelli di zucchero nel sangue, e può aiutare a regolare i livelli di glucosio nel sangue. Questo è importante, perché può anche essere coinvolto nel metabolismo energetico e nella sensibilità all'insulina nell'organismo.

Infine, il GH ha effetti sul sistema immunitario e sulle funzioni cognitive. Può aumentare la produzione di globuli bianchi, che svolgono un ruolo nella difesa dell'organismo contro le infezioni, e colpire la funzione cerebrale e la memoria.

In breve, il GH svolge un ruolo chiave nella crescita, nello sviluppo e nel metabolismo dell'organismo, influenzando una vasta gamma di processi fisiologici, come la crescita fisica, il metabolismo energetico, la salute delle ossa, la rigenerazione dei tessuti, la regolazione dei livelli di zucchero nel sangue e le funzioni cognitive. La sua importanza è evidente non solo durante l'infanzia e l'adolescenza, ma anche in età adulta per mantenere un metabolismo sano e il benessere generale.

Al contrario, la noradrenalina è un neurotrasmettitore e un ormone che svolge un ruolo cruciale nel corpo umano, influenzando una vasta gamma di funzioni fisiche e psicologiche. Viene prodotta principalmente dalle ghiandole surrenali, piccole ghiandole situate sopra i reni, e anche alcuni neuroni del sistema nervoso simpatico, una parte del sistema nervoso autonomo responsabile della risposta di "lotta o fuga" dal corpo. Una delle funzioni principali della noradrenalina è quella di agire come messaggero chimico nel sistema nervoso, trasmettendo segnali tra i neuroni e regolando l'attività di diverse zone del cervello e del corpo. Svolge un ruolo chiave nella regolazione dell'umore, dell'attenzione, dell'apprendimento, della memoria e del sonno. Ad esempio, livelli adeguati di noradrenalina sono associati a una maggiore vigilanza e concentrazione, mentre bassi livelli possono causare affaticamento, apatia e difficoltà di concentrazione.

Inoltre, la noradrenalina svolge un ruolo importante nella risposta dell'organismo allo stress. In situazioni di stress o pericolo, il sistema nervoso simpatico rilascia noradrenalina nel flusso sanguigno, preparando il corpo a reagire. Ciò può portare ad un aumento della frequenza cardiaca, della pressione sanguigna, alla dilatazione delle vie aeree e al rilascio di energia dalle riserve di grasso e glicogeno, preparando così l'organismo ad affrontare la situazione stressante.

Inoltre, la noradrenalina interviene anche nella regolazione del tono vascolare, influenzando la dilatazione e la costrizione dei vasi sanguigni. Questo può avere un impatto significativo sulla pressione sanguigna e sul flusso sanguigno nel corpo. Un aumento dei livelli di noradrenalina può portare alla costrizione dei vasi sanguigni, aumentando così la pressione sanguigna, mentre una diminuzione può portare alla dilatazione dei vasi sanguigni e ad una diminuzione della pressione sanguigna.

Inoltre, la noradrenalina interviene nella regolazione del metabolismo, influenzando la mobilitazione dei grassi e la produzione di energia. In situazioni di stress o di intensa attività fisica, l'organismo può aumentare la produzione di noradrenalina per favorire la mobilizzazione dei grassi e la produzione di energia, fornendo così all'organismo la forza e la resistenza di cui ha bisogno per affrontare la situazione.

Infine, la noradrenalina interviene anche nella regolazione dell'umore e del benessere emotivo. Bassi livelli di noradrenalina sono stati associati a condizioni come depressione e ansia, mentre livelli elevati possono provocare euforia e un senso di eccitazione. Pertanto, la noradrenalina è considerata un neurotrasmettitore importante nella salute mentale e nel benessere emotivo.

In breve, la noradrenalina è un neurotrasmettitore e un ormone prodotto dalle ghiandole surrenali e da alcuni neuroni del sistema nervoso simpatico, che svolge un ruolo cruciale nella regolazione di una vasta gamma di funzioni fisiche e psicologiche. Colpisce l'umore, l'attenzione, la risposta allo stress, la regolazione del metabolismo e il tono vascolare, quindi svolge un ruolo essenziale nel mantenimento della salute e del benessere generali.

Uno studio pubblicato su Clinical Endocrinology ha scoperto che il digiuno intermittente può aumentare significativamente i livelli di GH nel sangue, che interviene nella regolazione del metabolismo dei grassi e della crescita muscolare. Gli autori dello studio hanno concluso che il digiuno intermittente può favorire la perdita di grasso corporeo e la conservazione della massa muscolare aumentando la produzione di GH.

In conclusione, il digiuno intermittente può influenzare significativamente il metabolismo umano, portando a una serie di adattamenti che favoriscono la riduzione del grasso corporeo, il mantenimento della massa muscolare e il miglioramento della sensibilità all'insulina. I test scientifici supportano l'efficacia del digiuno intermittente nel modulare il metabolismo in modo favorevole, rendendolo una potenziale strategia per migliorare la salute metabolica e promuovere la perdita di peso.

CAPITOLO 6. Preparazione mentale per fronteggiare il senso di fame

Prepararsi mentalmente al digiuno intermittente è una parte essenziale del processo, poiché ovviamente coinvolge non solo il corpo, ma anche la mente. Infatti, il digiuno intermittente richiede una certa disciplina e preparazione mentale per affrontare i cambiamenti nella routine alimentare e nella vita. Ecco dunque alcuni consigli su come prepararsi mentalmente a digiunare in modo efficace.

Prima di tutto, è importante capire i benefici del digiuno intermittente, come abbiamo già suggerito in diverse occasioni. Informarsi sui benefici che il digiuno intermittente può offrire all'organismo e alla salute psicofisica, la nostra e quella delle persone che ci circondano, può motivare e preparare mentalmente una persona a compiere questa pratica. Vedere che i benefici influiscono su processi importanti come la salute metabolica o la produzione ormonale sicuramente predisporrà positivamente a questa pratica; Quindi, ti sentirai molto più motivato e incoraggiato all'idea di prendere una decisione così buona per il tuo corpo e la tua mente.

È inoltre utile fissare obiettivi chiari e realistici. Cerca di capire perché vuoi praticare il digiuno intermittente in questo momento e cosa speri di ottenere, per aumentare la motivazione e mantenere il giusto livello di determinazione durante il processo. Gli obiettivi possono essere, E SONO, personali e variano da persona a persona, ma è importante che siano specifici, che tu possa monitorarli e che siano realistici. Ad esempio, l'obiettivo potrebbe essere quello di perdere peso, ridurre la sensazione di pesantezza o aumentare la chiarezza mentale.

Prendiamo di nuovo un esempio derivato da un'esperienza di vita reale. Permettetemi di presentarvi una nuova persona: Anna, che sta pianificando una nuova vita e vuole unirsi al mondo del digiuno intermittente, come una brava persona preoccupata per la sua salute e sempre attenta al proprio benessere. Per fissare obiettivi chiari e realistici, Anna si siede al tavolo e, penna e carta in mano, inizia a fare una lista, pensando ai diversi aspetti della sua situazione attuale, alle sue abitudini alimentari e ai suoi obiettivi personali.

Prima di tutto, Anna inizia a riflettere sulle ragioni che l'hanno portata a voler praticare il digiuno intermittente. Forse hai letto, per caso, studi che indicano i benefici del digiuno per la salute, o forse hai sentito parlare di persone che sono riuscite a perdere peso con questa pratica. Non ricorda esattamente come è nata questa curiosità, ma sa con certezza che deve concretizzare i suoi pensieri e le sue necessità per capire come affrontare questa pratica. Solo comprendendo le ragioni personali alla base di questo desiderio, Anna potrà definire meglio i suoi obiettivi.

Dopo aver riflettuto attentamente, seguendo un piano oggettivo e realistico, Anna si rende conto che forse vorrebbe perdere peso in un determinato periodo di tempo. Ad esempio, l'ideale per lei sarebbe fissare l'obiettivo di perdere 5 chili nei prossimi tre mesi. Come vedi, questo obiettivo è specifico, misurabile e realistico, ed è importante che lo sia, perché perdere peso in modo sano richiede tempo e impegno e fissare obiettivi irraggiungibili potrebbe portare a frustrazione e scoraggiamento. Oltre al suo obiettivo di perdita di peso, Anna vorrebbe fissare obiettivi per la sua pratica di digiuno, per mettersi un po' alla prova. Ad esempio, l'obiettivo potrebbe essere quello di praticare il digiuno intermittente per almeno 16 ore al giorno, tre volte alla settimana. Ancora una volta, questo obiettivo è specifico e misurabile, perché Anna può monitorare i suoi progressi nell'attuazione del programma di digiuno. Inoltre, è realistico perché ti dà flessibilità nel tuo programma, permettendoti di adattarlo alle tue esigenze e al tuo stile di vita.

Un altro obiettivo potrebbe essere quello di adottare abitudini alimentari più sane durante i periodi di alimentazione. Ad esempio, Anna vorrebbe porsi l'obiettivo di mangiare più cibi ricchi di proteine, fibre e sostanze nutritive durante i suoi periodi di cibo, e limitare il consumo di alimenti ricchi di zucchero e grassi durante i pasti, soprattutto eliminando il più possibile il tuo spuntino preferito: il capriccio dopo cena. Questo obiettivo è specifico e quantificabile e aiuta Anna a concentrarsi su scelte alimentari più sane che supportano i suoi obiettivi di perdita di peso e migliorano la sua determinazione e forza di volontà.

È importante che gli obiettivi di Anna, come i suoi, siano flessibili e adattabili. Non dimenticare che la vita è imprevedibile e che potresti incontrare ostacoli lungo il percorso, come impegni (ad esempio cene con amici o lavoro) o stress sul lavoro, che rendono difficile rispettare l'orario di digiuno. In questi casi, è importante che Anna (e anche tu) sia in grado di regolare i tuoi obiettivi per mantenere il tuo impegno nella pratica del digiuno intermittente senza sentirti frustrata o scoraggiata dai possibili (e probabili) ostacoli della vita quotidiana.

Infine, è utile che Anna (ora prenda Anna come sua controparte) non solo controlli i suoi progressi, ma celebri anche i successi lungo il percorso. Tenere un diario dei pasti o del digiuno, chiamalo come vuoi, può aiutarti a monitorare i tuoi progressi e a identificare le aree in cui puoi migliorare. Inoltre, riconoscere e celebrare i piccoli successi aiuterà Anna a rimanere motivata e impegnata nei suoi obiettivi di digiuno intermittente.

In conclusione, stabilire obiettivi chiari e realistici è essenziale, è la base indispensabile, per avere successo nella pratica del digiuno intermittente. Gli obiettivi devono essere assolutamente specifici, misurabili, realistici e adattabili alle esigenze individuali di ogni persona. Con il giusto impegno, determinazione e flessibilità, Anna, insieme a te, sarà in grado di raggiungere i tuoi obiettivi!

Un'altra strategia utile è quella di pianificare sempre in anticipo. Preparare pasti e spuntini che coincidono con il periodo di digiuno può aiutare a ridurre lo stress e l'ansia associati alla fame ed evitare il rischio di mangiare in modo malsano. Inoltre, può essere utile avere un piano per affrontare situazioni ed eventi che possono creare difficoltà durante il digiuno. Ad esempio, potresti decidere di prendere uno spuntino sano quando vai a una cena o a un evento sociale a cui non puoi dire di no.

La pratica della consapevolezza può anche essere molto utile per prepararsi mentalmente al digiuno. Essere consapevoli dei propri pensieri, emozioni e sensazioni fisiche durante il digiuno può aiutare a sviluppare una maggiore consapevolezza e controllo sulla propria alimentazione. La consapevolezza può anche aiutare a identificare e affrontare eventuali voglie o impulsi emotivi che possono sorgere durante il periodo di digiuno, cercando di rompere con spuntini malsani. Torniamo alla nostra Anna, che ha deciso di praticare la consapevolezza per affrontare il digiuno intermittente in modo più pacifico, aiutandola a sviluppare una maggiore consapevolezza dei suoi pensieri ed emozioni, che gli permette di gestire meglio qualsiasi problema emotivo legato alla fame.

Per cominciare, Anna dedica alcuni minuti al giorno alla pratica della consapevolezza, magari al mattino prima di iniziare il digiuno o durante i periodi di digiuno per mantenere la calma e la chiarezza mentale. Potresti provare a sederti in un posto tranquillo, chiudere gli occhi e concentrarti sul tuo respiro, concentrandoti sul movimento del respiro quando inspiri ed espiri.

Durante la pratica della consapevolezza, Anna poteva concentrarsi completamente sul flusso dei suoi pensieri e delle sue emozioni, senza pensare troppo a loro o reagire. Se c'erano pensieri sul cibo o sulla fame, Anna poteva semplicemente "guardarli" come nuvole passeggere nella sua mente, come onde dalle quali non si lasciava trascinare. Puoi anche prestare attenzione alle sensazioni fisiche, come la fame o la sensazione di vuoto nello stomaco, senza farti distrarre da esse.

Anna potrebbe anche provare a praticarlo durante i pasti, dedicando tempo ad assaporare e apprezzare ogni boccone. Potresti osservare il colore, l'odore e la consistenza del cibo e prestare attenzione a come cambia il tuo corpo mentre mangi. Questo ti permetterebbe di connetterti meglio con il cibo ed essere più consapevole delle tue scelte alimentari durante i periodi in cui non digiuni.

Durante il digiuno, quando si manifestano sensazioni di fame o impulsi derivati dalla fame nervosa, Anna potrebbe mettere in pratica la consapevolezza per accettare queste sensazioni senza reagire impulsivamente ad esse. Dovresti cercare di prestare attenzione alla sensazione di fame nel tuo corpo e notare come cambia nel tempo, senza sentirti obbligata a soddisfare immediatamente il desiderio di mangiare, sviluppando una maggiore pazienza e tolleranza alle sensazioni di fame durante il digiuno.

Inoltre, Anna poteva usare la consapevolezza come una potente arma contro lo stress e l'ansia associati al digiuno intermittente, per calmare la sua mente e il suo corpo nei momenti di tensione o nervosismo e mantenere una prospettiva equilibrata e positiva della sua pratica.

Infine, Anna potrebbe integrare la consapevolezza nella sua routine quotidiana, non solo durante il digiuno intermittente, ma anche in altri aspetti della sua vita. Potresti praticare la consapevolezza durante l'esercizio, le attività quotidiane o i momenti di relax: questo ti consentirebbe di sviluppare una maggiore consapevolezza e resilienza nella tua routine quotidiana, aiutandola a mantenere l'equilibrio mentale ed emotivo mentre affronta le sfide del digiuno intermittente e della vita in generale.

In conclusione, la pratica della consapevolezza può essere uno strumento prezioso per affrontare il digiuno intermittente con determinazione e serenità. Attraverso la piena attenzione ai suoi pensieri, emozioni e sensazioni fisiche durante il digiuno, Anna può sviluppare una maggiore resistenza e tolleranza alle sfide che possono sorgere lungo la strada. Con pazienza, pratica e impegno, la consapevolezza può diventare un'abilità chiave per sostenere il benessere di Anna durante la sua pratica del digiuno intermittente e oltre.

Infine, è importante essere gentili con se stessi e non aspettarsi la perfezione. Il digiuno intermittente può essere una pratica difficile e ci saranno inevitabilmente alti e bassi lungo la strada. È importante accettare che ci saranno giorni migliori e giorni peggiori e non giudicarsi duramente per i "fallimenti". Imparare a perdonare se stessi e riprendere il controllo dopo un pasto o uno spuntino è uno strumento molto potente per mantenere la motivazione e la costanza a lungo termine.

In conclusione, prepararsi mentalmente al digiuno intermittente è un passo importante per avere successo con questa pratica. Informarsi sui benefici, fissare obiettivi chiari, pianificare in anticipo, praticare la consapevolezza ed essere gentili con se stessi, sono strategie utili per prepararsi mentalmente al digiuno e affrontare con successo i suoi rigori: Con la giusta mentalità e determinazione, il digiuno intermittente diventerà una parte gratificante e positiva della nostra routine.

Inoltre, affrontare la fame durante il digiuno intermittente è una parte essenziale del processo e può essere una sfida per molte persone. Tuttavia, con le giuste strategie e un atteggiamento positivo, è possibile gestire efficacemente la fame e mantenere la motivazione nel tempo. Prima di tutto, è importante capire che la fame è un'esperienza normale e naturale del corpo umano, è il modo in cui il nostro organismo ci dice che ha bisogno di energia e nutrienti per funzionare correttamente. Durante il digiuno intermittente, è consuetudine provare una sensazione di fame, specialmente durante i primi giorni o settimane, mentre il corpo si adatta alla nuova routine alimentare.

Una delle strategie più efficaci per controllare la fame durante il digiuno intermittente è bere molta acqua. Infatti, bere acqua può aiutare a riempire lo stomaco, riducendo così la sensazione di fame e aiutando a mantenere il corpo idratato ed evitare la confusione tra fame e sete.

Oltre all'acqua, è utile bere tè o caffè senza zucchero durante il digiuno. Come abbiamo già visto, tè e caffè possono aiutare a sopprimere l'appetito e fornire una leggera energia a causa della caffeina che contengono. Tuttavia, è importante evitare di aggiungere zucchero o dolcificanti al tè o al caffè durante il digiuno, poiché ciò può interrompere il digiuno e aumentare l'apporto calorico.

Un'altra strategia efficace per controllare la fame durante il digiuno intermittente è mantenere la mente occupata. Distrarsi con attività che richiedono concentrazione, come leggere un libro, ascoltare musica, fare una passeggiata o un hobby, può aiutare a ridurre il desiderio di mangiare e passare il tempo durante i periodi di digiuno.

Inoltre, è utile pianificare i pasti durante i periodi di assunzione per ottenere un adeguato apporto di nutrienti e sentirsi sazi più a lungo: mangiare cibi ricchi di proteine, Fibre e grassi sani possono aiutare a mantenere la sazietà e ridurre la sensazione di fame tra i pasti. Inoltre, è consigliabile evitare cibi ricchi di zucchero e carboidrati raffinati, poiché possono portare a picchi eccessivi di zucchero nel sangue seguiti da una rapida diminuzione dell'energia e da un aumento della fame.

Mantenere uno stile di vita sano e attivo può anche aiutare a controllare la fame durante il digiuno intermittente. L'esercizio fisico regolare riduce la sensazione di fame e migliora l'umore, mentre un sonno adeguato aiuta anche a regolare meglio le proprie emozioni, che svolgono un ruolo chiave nell'intero processo.

Se Anna volesse integrare l'esercizio nella sua routine, potrebbe prendere in considerazione lunghe passeggiate mattutine all'aperto. Infatti, camminare è un'attività fisica accessibile e adatta a persone di tutte le età e livelli di forma fisica. È un modo efficace per iniziare la giornata con energia e positività e può essere particolarmente utile durante il digiuno intermittente.

Ecco come Anna potrebbe organizzare la sua passeggiata mattutina per sfruttare al meglio i suoi benefici:

Prima di tutto, devi scegliere un percorso piacevole e sicuro per la tua passeggiata. Puoi scegliere un parco vicino a casa tua, un sentiero o una tranquilla zona pedonale. Se ti assicuri che il percorso sia privo di ostacoli e sicuro, potrai goderti tranquillamente la tua passeggiata.

Quindi potresti iniziare la tua passeggiata mattutina con una breve sessione di riscaldamento per preparare il corpo all'attività fisica. Questo potrebbe includere alcuni esercizi leggeri di stretching per rilassare i muscoli e aumentare la flessibilità. Inoltre, il riscaldamento può anche aiutare ad aumentare gradualmente il ritmo cardiaco e aumentare il flusso sanguigno ai muscoli, preparandoli per l'attività fisica imminente.

Mentre cammina, Anna può concentrarsi sul mantenimento di un respiro profondo e ritmico per mantenere un ritmo costante e confortevole. Inalare profondamente dal naso e espirare dalla bocca aumenta i livelli di ossigeno nel corpo e riduce l'affaticamento durante l'esercizio. Mantenendo un ritmo respiratorio regolare, Anna può sfruttare appieno i benefici cardiovascolari delle sue passeggiate.

Mentre cammina, Anna dovrebbe anche prestare attenzione alla sua postura. Mantenere una postura eretta e allineata può aiutare a prevenire lesioni e dolori muscolari e a massimizzare l'efficacia dell'allenamento; pertanto, è importante mantenere la colonna vertebrale dritta mentre si cammina, mantenendo le spalle rilassate e il collo allungato.

Durante la passeggiata, Anna potrebbe cogliere l'opportunità di integrare la pratica della consapevolezza e della gratitudine: osservare la natura circostante, ascoltare i suoni e sentire il contatto dei piedi con il suolo, può aiutarla a vivere il momento presente e ad apprezzare la bellezza della vita. Essere grati di avere un corpo sano e di potersi muovere può aumentare la sensazione di benessere mentale ed emotivo mentre si cammina.

Alla fine della passeggiata, potresti terminare con una breve sessione di raffreddamento per ridurre gradualmente la frequenza cardiaca e rilassare i muscoli con leggeri esercizi di stretching per mantenere la flessibilità e prevenire la rigidità muscolare dopo l'esercizio. Terminare la passeggiata in modo tranquillo e rilassato può aiutare Anna a sentirsi calma e concentrata per affrontare il resto della giornata.

In conclusione, una passeggiata mattutina all'aperto è un esempio concreto e molto buono di esercizio che può essere praticato durante il digiuno intermittente, poiché questa attività è accessibile, piacevole e benefica per la salute fisica e mentale di tutti, inclusa Anna.

Quindi, è anche importante dare priorità a un sonno di qualità. Ecco alcuni consigli concreti che puoi seguire per dormire meglio durante il digiuno intermittente.

Prima di tutto, è importante stabilire una routine di sonno regolare. Ognuno di voi dovrebbe cercare di andare a letto e alzarsi alla stessa ora ogni giorno, compresi i giorni in cui si pratica il digiuno. Mantenere una routine di sonno forte può aiutare a regolare il ritmo circadiano del corpo e migliorare la qualità del sonno in generale. Per lo stesso motivo, dovresti evitare di consumare cibi o bevande contenenti caffeina nelle ore precedenti il sonno. La caffeina è uno stimolante che può interferire con il sonno, rendendo difficile addormentarsi e riducendo la sua qualità: limitare il consumo di caffeina durante il giorno ed evitarla completamente di notte può favorire un sonno più profondo e riposante.

Inoltre, dovresti provare a non consumare pasti pesanti o troppo piccanti poco prima di andare a letto. Il consumo di questo tipo di cibo poco prima di coricarsi può causare disturbi gastrointestinali e interferire con il sonno. Invece, sarebbe meglio optare per pasti leggeri e facili da digerire nelle ore notturne, come una zuppa di verdure o un'insalata leggera.

È anche molto importante creare un ambiente adatto per un sonno confortevole e rilassante nella tua camera da letto: prova a utilizzare tende opache per bloccare la luce esterna, acquista un materasso e cuscini comodi, e impostare in modo ottimale la temperatura per creare un ambiente fresco e confortevole. Provalo per crederci, vedrai come il tuo sonno migliorerà in pochissimo tempo.

Se vuoi, puoi svolgere attività rilassanti per prepararti a dormire. Regalati la lettura di un buon libro, ascolta musica rilassante o pratica una sessione di respirazione profonda o di consapevolezza. Sono tutte attività che possono aiutare in modo incisivo ad alleviare lo stress e l'ansia accumulati durante il giorno e favorire il rilassamento del corpo e della mente prima di addormentarsi.

Inoltre, limita assolutamente l'uso di dispositivi elettronici come smartphone, tablet o computer prima di andare a letto. La luce blu emessa da questi dispositivi può interferire con la produzione di melatonina, un ormone che regola il sonno, e alterare il ritmo circadiano naturale dell'organismo. Spegnere i dispositivi elettronici almeno un'ora prima di coricarsi per addormentarsi meglio.

Infine, se continui ad avere difficoltà a dormire bene durante il digiuno intermittente, può essere utile consultare un medico o un professionista della salute mentale. Condizioni come l'insonnia o l'apnea notturna possono influire negativamente sulla qualità del sonno e richiedere un trattamento specifico. Un professionista sarà in grado di valutare la tua situazione specifica e di darti consigli personalizzati per migliorare la qualità del sonno e il benessere generale.

In conclusione, migliorare la qualità del sonno durante il digiuno intermittente richiede alcune semplici regole, come adottare una buona routine di sonno e prestare attenzione all'ambiente e alle abitudini di vita. Seguendo una routine di sonno regolare, evitando stimolanti come la caffeina, dormendo in un ambiente accogliente e ordinato e praticando attività rilassanti prima di coricarsi, potrai goderti un sonno davvero riposante per far meglio fronte alla pratica del digiuno.

Infine, è importante ascoltare il corpo e rispettare i suoi segnali. Se la fame diventa troppo intensa durante il digiuno intermittente, è importante non essere costretti a digiunare. Al contrario, può essere necessario apportare modifiche al programma di digiuno, come ridurre il periodo di digiuno o aumentare l'apporto calorico durante i periodi in cui si mangia.

In breve, controllare la fame durante il digiuno intermittente richiede pazienza, pratica e un atteggiamento positivo. Non dimenticare mai di ascoltare il tuo corpo e non esitare a apportare modifiche al programma di digiuno in base alle tue esigenze e sensazioni, è della tua salute che stiamo parlando e non c'è dubbio, Amare se stessi è la chiave fondamentale per mantenere uno stile di vita sano e sostenibile a lungo termine.

DIETA FODMAP

Come Usare la Corretta Alimentazione per Prevenire i Sintomi del Colon Irritabile e Disturbi Addominali. Ricette Bilanciate e Consigli Pratici per Liberarsi dal Gonfiore e dal Dolore

Lucia M. Fernandez

CAPITOLO 1. Cos'è la sindrome dell'intestino irritabile : cause e sintomi

La sindrome dell'intestino irritabile (IBS) è un disturbo gastrointestinale cronico che colpisce il colon, noto anche come intestino crasso, ed è una condizione purtroppo molto comune, che può causare una serie di sintomi spiacevoli e talvolta, se non nella maggior parte dei casi, debilitanti, che influenzano in modo significativo la qualità della vita delle persone diagnosticate con questa sindrome.

La caratteristica principale della sindrome dell'intestino irritabile è soprattutto la sua natura cronica. Infatti, le persone con IBS di solito sperimentano periodi in cui i sintomi sono particolarmente gravi, seguiti da periodi di remissione, durante i quali i sintomi possono essere meno gravi o addirittura assenti. È proprio questa fluttuazione nel grado di intensità e durata dei sintomi che può rendere il trattamento della malattia particolarmente difficile e imprevedibile.

I sintomi più comuni della sindrome includono dolore addominale, a volte molto intenso, gonfiore, crampi e improvvisi cambiamenti nel comportamento intestinale, come diarrea, stitichezza e persino entrambi. Questi sintomi possono variare notevolmente in intensità e durata da persona a persona e possono essere innescati da vari fattori come lo stress, la dieta, lo stile di vita e le fluttuazioni ormonali.

Molti pazienti, in questo caso nella popolazione femminile, con IBS notano che i loro sintomi possono variare di intensità durante il ciclo mestruale o in risposta ad altri cambiamenti ormonali. Ciò ha portato gli scienziati a suggerire che ci possa essere una probabile correlazione tra fluttuazioni ormonali e sintomi dell'IBS.

Ad esempio, uno degli ormoni che potrebbe svolgere un ruolo decisivo in questo rapporto è l'ormone femminile estrogeno. Poiché sembra che le donne siano più inclini a soffrire di IBS rispetto agli uomini, e molte donne notano che i loro sintomi tendono spesso a peggiorare prima o durante il ciclo mestruale, quando i livelli di estrogeni sono più alti, è stata avanzata l'ipotesi che l'influenza degli estrogeni sull'intestino potrebbe essere correlata al controllo delle contrazioni muscolari dell'intestino, all'infiammazione e alla sensibilità dei recettori del dolore.

Allo stesso modo, un altro ormone come il progesterone può anche influenzare la funzione intestinale. Infatti, durante la seconda metà del ciclo mestruale, i livelli di progesterone aumentano e questo può portare a sintomi come costipazione o transito intestinale lento. Tuttavia, è importante notare che le fluttuazioni ormonali possono variare da donna a donna e che non tutte le pazienti con IBS devono necessariamente sperimentare correlazioni chiare tra i loro sintomi e cambiamenti ormonali.

Inoltre, non solo le fluttuazioni ormonali legate al ciclo mestruale possono influenzare i sintomi dell'IBS. Altri cambiamenti ormonali, come quelli legati alla gravidanza o alla menopausa, possono influenzare l'esperienza dei pazienti con IBS. Ad esempio, durante la gravidanza, le donne possono notare cambiamenti nei loro sintomi a causa di grandi fluttuazioni ormonali e variazioni legate alla pressione esercitata dall'utero sull'intestino, spostando gli organi per accogliere il feto.

È importante sottolineare che, sebbene le fluttuazioni ormonali sembrino svolgere un ruolo importante nei pazienti affetti dalla sindrome, non sono l'unica causa del disturbo. Infatti, il IBS è un disturbo complesso e multifattoriale, influenzato da una combinazione di fattori come lo stress, la dieta, la disbiosi intestinale e l'ipersensibilità viscerale. Pertanto, le fluttuazioni ormonali possono essere solo uno dei molti fattori che contribuiscono all'esacerbazione dei sintomi dell'IBS in determinate persone.

Tuttavia, nel suo trattamento, è importante prendere in considerazione anche l'impatto delle fluttuazioni ormonali. Ad esempio, alcune donne possono notare un significativo miglioramento dei sintomi attraverso l'uso di terapie ormonali, come la pillola contraccettiva, che può aiutare a regolare i livelli di estrogeni e progesterone nel sangue. Tuttavia, è fondamentale procedere sotto l'attenta supervisione di un medico per sviluppare un piano di trattamento personalizzato che tenga conto di tutti i fattori che influenzano i sintomi dell'IBS, al di là delle fluttuazioni ormonali.

In conclusione, abbiamo visto che le fluttuazioni ormonali possono svolgere un ruolo importante nei sintomi a causa dell'azione di estrogeni e progesterone, che sono in grado di influenzare la funzione intestinale e aggravare sintomi come il dolore addominale, gonfiore e cambiamenti nella frequenza di evacuazione.

Nonostante la sua grande popolarità e l'importante impatto che ha sulla qualità della vita di molte persone, l'IBS rimane una malattia poco conosciuta e spesso sottovalutata, se non completamente ignorata. Per alcune persone, i sintomi sono considerati troppo imbarazzanti per parlarne apertamente e molte si sentono isolate nella loro malattia e/o si vergognano all'idea di cercare aiuto. È importante sottolineare che l'IBS è una condizione medica molto comune e non ha nulla a che fare con il valore di una persona, chi lo soffre non ha colpa e non è dovuto a una mancanza di autodisciplina.

Le cause esatte dell'IBS non sono ancora state identificate o comprese completamente, ma si ritiene che siano dovute a una combinazione di fattori che contribuiscono insieme allo sviluppo della condizione. Possono variare da disfunzioni del sistema nervoso intestinale, squilibri nella composizione della flora intestinale, infiammazione intestinale, eccessiva sensibilità al cibo e fattori psicologici come stress, ansia e depressione.

Nella lista, abbiamo appena detto che una delle possibili cause di IBS ha a che fare con il sistema nervoso intestinale. Gli studi hanno dimostrato che le persone con IBS possono essere più sensibili ai segnali nervosi dell'intestino, che possono causare dolore, gonfiore e altri sintomi gastrointestinali. Questa ipersensibilità può essere il risultato di disturbi nella comunicazione tra il sistema nervoso centrale e il sistema nervoso enterico, noto anche come "secondo cervello" dell'intestino.

Inoltre, alcune disfunzioni della flora intestinale, nota anche come microbiota intestinale, possono svolgere un ruolo importante nello sviluppo dell'IBS. Perché la flora intestinale è così importante? Perché svolge un ruolo cruciale nella regolazione delle funzioni digestive e nell'equilibrio del sistema immunitario. Gli studi hanno dimostrato che le persone con IBS possono presentare alterazioni nella composizione e nell'attività della loro flora intestinale, che potrebbero contribuire ai sintomi della sindrome.

Altri studi hanno suggerito che l'infiammazione intestinale svolge anche il suo ruolo nel IBS. Sebbene l'IBS non sia considerato una condizione infiammatoria come la malattia di Chron, per esempio, alcune ricerche hanno dimostrato la presenza di infiammazione cronica di basso grado nell'intestino delle persone con IBS. Quest'ultima può essere associata ad una maggiore permeabilità intestinale e ad una maggiore sensibilità agli stimoli alimentari e ambientali.

Inoltre, fattori psicologici come stress, ansia e depressione sono stati correlati allo sviluppo di IBS. Gli studi hanno dimostrato che lo stress emotivo può anche influenzare direttamente il funzionamento dell'apparato digerente, aumentando la sensibilità intestinale e peggiorando i sintomi dell'IBS. Tuttavia, è importante sottolineare che lo stress non è l'unica causa dell'IBS, ma può certamente contribuire alla sua manifestazione e peggioramento. Diversi studi hanno dimostrato che le persone con IBS sono più inclini a sviluppare ansia e depressione rispetto alla popolazione generale. Allo stesso tempo, le persone con disturbi d'ansia hanno un aumentato rischio di sviluppare sintomi gastrointestinali, incluso l'IBS. Questa corrispondenza bidirezionale suggerisce che lo stato emotivo e il benessere mentale possono svolgere un ruolo importante nel funzionamento dell'apparato digerente.

Una delle spiegazioni di questa correlazione sembra risiedere nella stretta comunicazione tra cervello e intestino, conosciuta come "asse intestino-cervello". Questo sistema di comunicazione bidirezionale consente al cervello di influenzare direttamente il funzionamento dell'intestino e viceversa. L'ansia e lo stress possono alterare la regolazione del sistema nervoso autonomo, aumentando la sensibilità intestinale e influenzando la motilità intestinale, che può contribuire ai sintomi gastrointestinali associati all'IBS.

Studi di neuroimaging hanno anche rivelato alterazioni della funzione e della struttura cerebrale in pazienti con IBS e ansia: è stato osservato che le regioni cerebrali coinvolte nella regolazione delle emozioni, come l'amigdala e il sistema limbico, erano iperattive nei pazienti con IBS e ansia. Questi risultati suggeriscono che una risposta emotiva esagerata agli stimoli stressanti può influenzare direttamente la percezione del dolore e dei sintomi gastrointestinali.

Inoltre, la risposta cronica allo stress può influire sulla funzione della barriera intestinale e sulla composizione della flora intestinale, che a sua volta può contribuire ai sintomi dell'IBS. Lo stress cronico può aumentare la permeabilità intestinale, consentendo alle tossine e ai batteri di attraversare la parete intestinale e innescare una risposta infiammatoria nell'intestino, peggiorando i sintomi.

I fattori psicologici stessi possono anche influenzare la percezione dei sintomi gastrointestinali e la gravità dell'IBS. Gli individui con alti livelli di ansia possono essere ipersensibili alle sensazioni viscerali, interpretando erroneamente i normali segnali intestinali come dolore o malessere: Questo fenomeno è noto come ipervigilanza viscerale e può amplificare la percezione del dolore e dei sintomi gastrointestinali, contribuendo a un peggioramento generale.

In conclusione, la correlazione tra ansia e IBS è supportata da una vasta gamma di ricerche scientifiche che hanno dimostrato una stretta relazione tra lo stato emotivo di una persona e i sintomi gastrointestinali successivi. Pertanto, la comprensione di questa complessa relazione è cruciale per un trattamento efficace dell'IBS e può offrire nuove opportunità per lo sviluppo di trattamenti specifici che tengano conto non solo dei sintomi fisici, ma anche i fattori psicologici ed emotivi associati alla malattia.

Infine, anche i fattori genetici influenzano l'insorgenza dell'IBS. Studi condotti su gemelli e famiglie hanno dimostrato una chiara associazione tra l'anamnesi familiare di IBS e un aumentato rischio di sviluppare la malattia. Tuttavia, la natura esatta dell'eredità dell'IBS non è ancora del tutto nota e richiede ulteriori ricerche.

In conclusione, l'IBS è una condizione complessa che influenza una combinazione di molti fattori, come la disfunzione del sistema nervoso intestinale, disturbi della flora intestinale, infiammazione cronica, fattori psicologici e predisposizione genetica. Il grande contributo della ricerca scientifica ha contribuito a migliorare la comprensione di questa condizione e può gettare nuove basi per lo sviluppo di nuove strategie di diagnosi e trattamento. Tuttavia, è anche importante rendersi conto che uno studio scientifico richiede molto tempo per essere completato, quindi non ci resta che aspettare.

Ma come viene diagnosticata l'IBS? I medici di solito si basano sui sintomi riportati dal paziente, quindi è importante parlarne apertamente e riferire esattamente ciò che sente, senza alcun imbarazzo, e confrontarlo con altre condizioni mediche che possono causare sintomi simili. Purtroppo, non esiste un test specifico per determinare se si tratta di IBS, ma è possibile richiedere ulteriori esami diagnostici per escludere altre condizioni come la celiachia, la malattia di Chron e persino il cancro. Uno dei test diagnostici più comuni per escludere altre condizioni è la colonscopia, un esame che consente ai medici di esaminare direttamente l'interno del colon e del retto attraverso un tubo sottile e flessibile dotato di una telecamera. Utilizzando un colonscopio, i medici possono esaminare la mucosa intestinale per segni di infiammazione, ulcere, polipi o altre anomalie che potrebbero indicare una condizione diversa dall'IBS.

Inoltre, i medici possono anche richiedere esami del sangue per escludere altre condizioni che potrebbero causare sintomi gastrointestinali, come la celiachia, che abbiamo menzionato sopra. Lo scopo di questi esami è quello di rilevare anticorpi specifici associati alla malattia o valutare i livelli di infiammazione dell'organismo.

Altri test frequentemente utilizzati per diagnosticare la sindrome dell'intestino irritabile sono l'esame del sangue occulto nelle feci, che viene utilizzato principalmente per escludere il cancro al colon, e gli esami per individuare i batteri, parassiti o infezioni che potrebbero causare sintomi gastrointestinali anche piuttosto gravi.

Tuttavia, è importante sottolineare che, come accennato all'inizio, la diagnosi di IBS si basa principalmente sui sintomi comunicati dal paziente e sull'esclusione di altre condizioni mediche. Non esiste un test diagnostico specifico per l'IBS e la diagnosi viene di solito fatta attraverso un processo di esclusione dopo aver valutato altre possibili cause alla base dei sintomi gastrointestinali.

Allo stesso modo, la ricerca scientifica è un campo in continua evoluzione che continua ad esplorare nuovi approcci diagnostici e biomarcatori per l'IBS al fine di migliorare la precisione della diagnosi e orientare trattamenti personalizzati specifici. Attualmente, la diagnosi di IBS rimane principalmente clinica e dipende dalla capacità e dall'attenzione del medico nel valutare i sintomi del paziente.

Una volta diagnosticato, il trattamento si concentra principalmente sul controllo dei sintomi e sul miglioramento della qualità della vita del paziente. Questo approccio spesso comporta cambiamenti nella dieta e nello stile di vita, l'uso di farmaci per alleviare i sintomi gastrointestinali, approcci psicoterapeutici come la terapia cognitivo-comportamentale per imparare a gestire lo stress e l'ansia che ne derivano, o anche altre terapie complementari come l'ipnosi o l'agopuntura.

Infine, è importante sottolineare che le persone affette da IBS non sono e non saranno mai sole. C'è una grande comunità di persone che condividono con te le stesse sfide e preoccupazioni e che sono pronte a offrirti supporto, comprensione e qualsiasi altro aiuto di cui potresti aver bisogno. Sappi che, con il giusto approccio multidisciplinare e il supporto appropriato, molte persone con IBS riescono a controllare i loro sintomi in modo efficace e vivono una vita piena e soddisfacente. Mi rivolgo a lei con tutta l'empatia e la comprensione necessarie, consapevole delle sfide che affronta ogni giorno vivendo con la sindrome dell'intestino irritabile (IBS). So che può essere un percorso difficile e a volte frustrante, ma voglio assicurarvi che non siete soli. Sono qui per condividere con voi un messaggio di speranza e sostegno, perché credo fermamente che sia possibile affrontare l'IBS e vivere una vita soddisfacente e piena nonostante tutte le sfide che può presentare.

L'IBS può essere senza dubbio una condizione debilitante, dobbiamo riconoscerlo, con sintomi che vanno dal dolore addominale al gonfiore, dai crampi intestinali alla diarrea o alla stitichezza che abbiamo ben presente. Questi sintomi possono influenzare enormemente la qualità della tua vita, limitando le tue attività quotidiane e portandoti a sperimentare grande stress e frustrazione. Ma voglio che sappia che c'è speranza. Nonostante i momenti difficili, è possibile imparare a gestire l'IBS ed è possibile trovare un equilibrio che permetta di vivere la vita al massimo, in modo soddisfacente.

La prima cosa che deve capire e che non smetterò mai di ripeterle è che non è solo nella sua lotta. Pensa al fatto che si tratta di una malattia comune che colpisce milioni di persone in tutto il mondo: ora, da qualche parte nel mondo, ci sono persone come te che condividono le loro esperienze e che possono comprenderlo pienamente e offrirti tutto il loro sostegno. Pertanto, trovare una comunità di supporto, sia online che di persona, può essere incredibilmente utile per sentirsi compresi e accettati.

Ti dirò di più, l'IBS è una condizione così comune che può colpire chiunque, indipendentemente dalla fama o dalla vita apparentemente perfetta che può condurre una persona. Sapevi che molte celebrità hanno condiviso apertamente le loro esperienze con l'IBS? Aiutando a sensibilizzare l'opinione pubblica e a far luce su questa malattia? Non lo sapevo? Beh, diamo un'occhiata ad alcune testimonianze!

Una delle persone più famose che hanno parlato apertamente della sua lotta contro l'IBS è la bella attrice e modella americana Tyra Banks. Ha condiviso pubblicamente la sua esperienza con l'IBS, fidandosi dei sintomi della condizione e del suo impatto sulla sua vita quotidiana, rivelando come è stata in grado di superare la sfida a dieta, nonostante tutto lo stress di essere finalmente in grado di alleviare i suoi sintomi.

La vedette Malin Anderson, che è diventata molto famosa grazie al programma Love Island (che i più televisivi conosceranno), ha anche parlato del suo viaggio con la sindrome dell'intestino irritabile, aprendosi su un canale potente come Instagram, scrivendo che ha vissuto con lui fin dalla sua adolescenza, periodo in cui ha sofferto molto per problemi nel modo di vedere se stessa, il che l'ha portata a sviluppare un abuso di lassativi a causa della difficile relazione che aveva con il suo corpo. Continuando la sua storia, affermò che si alzava ogni giorno soffrendo crampi insopportabili, sentendosi ogni giorno più demoralizzata. Ora, tuttavia, è riuscito a superare questo grande ostacolo e ha imparato a gestire meglio la sua dieta, riducendo al minimo i problemi legati all'IBS.

L'attrice britannica Kate Winslet, Rose, che ci ha affascinato tanto su Titanic, ha anche rivelato di soffrire di sindrome dell'intestino irritabile. Kate ha parlato delle difficoltà incontrate per controllare la sua malattia mentre lavorava alle riprese dei suoi film e ha raccontato i cambiamenti che ha dovuto fare nella sua dieta.

Altre celebrità che hanno parlato pubblicamente della sua esperienza con l'IBS sono l'ex presidente degli Stati Uniti. Bill Clinton e il tennista Andy Murray. Ma la lista non finisce qui, l'IBS ha colpito e continua a colpire persone di professioni ed età molto diverse.

Ad esempio, Franklin Gutierrez, un famoso giocatore di baseball che gioca nei Marines di Seattle, e quindi un atleta professionista, dice che ha sperimentato dolori allo stomaco così forti che è stato inserito nella lista infortunati della squadra. Successivamente, gli è stata diagnosticata la sindrome dell'intestino irritabile intorno ad aprile 2011, dopo aver subito numerosi test in una delle migliori cliniche disponibili. Lo vede? Anche gli sportivi, che in teoria dovrebbero avere uno stile di vita perfettamente sano, possono soffrirne. E sa cosa? Certo, il suo non è l'unico esempio!

Anche il centrocampista della squadra di calcio inglese del Manchester United, Darren Fletcher, ha sofferto di problemi gastrointestinali per molti anni, tanto che ha persino subito un intervento chirurgico nel 2013, ma questo l'ha fermato? Per niente.

Passiamo ad altre celebrità del mondo della televisione, dei social media e del cinema. Abbiamo, ad esempio, Jenny McCarthy, l'ex coniglietta di Playboy e anche presentatrice televisiva, che si è unita al club e ha parlato della sua lotta contro l'IBS nel popolare programma televisivo The Howard Stern Show e ha anche rilasciato un'intervista alla rivista Arena.

Cybill Shepherd, attrice di grande successo che ha interpretato personaggi sia nei film che nelle serie televisive (forse ha sentito parlare di Menti criminali), vive con l'IBS e ha difeso la causa, raccontando la sua storia e promuovendo l'uso di farmaci nel suo trattamento, dopo essere stato aiutato a curare la stitichezza cronica, il gonfiore e il dolore addominale di cui soffriva per molti anni.

Il nome Chyler Leigh ti dice qualcosa? E se ti dicessi Dr. Lexy Grey? Meglio, lo capisci ora? Anche un'attrice del suo calibro, protagonista di una serie così famosa come Grey's Anatomy, vive con l'IBS dal 2001, a seguito della sua diagnosi dopo un disagio sul set di un film che stava girando all'epoca.

Camille Grammer, una delle stelle del programma The Real Housewives of Beverly Hills, è stata anche diagnosticata da IBS nel 1996 e, a seguito di ciò, suo marito è diventato portavoce della Fondazione Internazionale per i Disturbi Gastrointestinali Funzionali per solidarietà.

L'IBS non colpisce solo le persone "normali", ma anche le supereroine! La fantastica Lynda Carter, la leggendaria Wonder Woman degli anni '70, si è unita alla causa della comunità dei malati di IBS, diventando il suo portavoce nel 2002 per sensibilizzare sull'argomento.

Infine, per concludere il round, abbiamo due personaggi che abbiamo lasciato per ultimo, ma non per questo meno importanti. L'ex presidente degli Stati Uniti John F. Kennedy, che ha dovuto ricorrere a farmaci antispasmodici per tenere a bada i suoi sintomi, che risalgono alla sindrome dell'intestino irritabile, in particolare a violenti e invalidanti attacchi di diarrea. Anche se ultimamente si pensa che possa aver sofferto di colite ulcerosa, alcuni sostengono che i sintomi erano più tipici della sindrome dell'intestino irritabile. In ogni caso, la sua malattia le ha impedito di essere uno dei presidenti più brillanti della storia americana? Credo di no.

Infine, abbiamo Kurt Cobain, il defunto cantante della famosa band Nirvana, che non ha mai nascosto di soffrire di dolori di stomaco insopportabili e sintomi tipici della sindrome dell'intestino irritabile, che, tuttavia, ancora una volta, non hanno minimamente influenzato il suo genio artistico, amato da migliaia, se non milioni, di persone in tutto il mondo, anche anni dopo la sua tragica morte.

Forse ho dato un'occhiata a questa lista, ma forse c'è chi è arrivato fino in fondo e si chiede: non sono davvero l'unico a soffrire? Sì, ha letto bene. Si tratta di testimonianze reali di celebrità che hanno deciso di parlarne apertamente proprio per dare un esempio importante che aiuti a ridurre lo stigma associato all'IBS e offrire sostegno e solidarietà a coloro che lottano silenziosamente contro questa condizione. Le loro testimonianze dovrebbero essere fonte di ispirazione e motivazione. Condividere le loro storie dimostra chiaramente che l'IBS può influenzare chiunque e che è possibile controllarlo con successo attraverso opportuni cambiamenti nella loro dieta, nel loro modo di affrontare la vita e la condizione, e anche attraverso il costante supporto di professionisti qualificati di cui ti fidi.

Inoltre, le storie di queste persone, dalle più alle meno famose, sottolineano l'importanza di diffondere la consapevolezza e l'educazione sul tema dell'IBS: infatti, più apertamente si parla di questa condizione, Più si ridurrà lo stigma ad esso associato e più si creerà un clima di comprensione e di sostegno per coloro che ne sono affetti.

In conclusione, le esperienze di persone famose con IBS sono testimonianze importanti per ricordare che la malattia colpisce tutti, indipendentemente dal successo e da altri fattori personali, ma non è certo un ostacolo per una vita piena di successi e soddisfazioni.

Sappiate anche che ci sono molte risorse disponibili per aiutarvi a gestire l'IBS. Dai cambiamenti nella dieta e nello stile di vita, alla terapia cognitivo-comportamentale e alla gestione dello stress, ci sono molte strategie che puoi adottare per controllare i sintomi e migliorare la qualità della tua vita. Basta parlarne con il medico e insieme potrete elaborare un piano di gestione personalizzato che si adatta alle vostre esigenze e al vostro stile di vita.

Anche se all'inizio può sembrare scoraggiante, voglio incoraggiarla a mantenere una visione positiva e ottimistica delle cose: non mi stancherò di ripeterle che l'IBS non definisce chi è, E non dovrebbe mai impedirgli di inseguire i suoi sogni e vivere una vita piena di esperienze ed emozioni indimenticabili. Guardati allo specchio e ricorda che è una persona forte e resistente, capace di affrontare le sfide che la vita ti presenta, qualunque esse siano e per quanto siano dure.

Infine, voglio che tu sappia ancora una volta che sono qui per te, inviandoti un grande abbraccio attraverso le mie parole e queste pagine. Se hai bisogno di supporto, consigli o semplicemente qualcuno con cui parlare, non esitare a chiedere aiuto. Siamo tutti sulla stessa barca e insieme possiamo superare le sfide dell'IBS.

Lo invito a continuare il suo viaggio con speranza e determinazione, perché è perfettamente in grado di affrontare qualsiasi sfida gli si presenti, e non sarà mai solo nel cammino.

CAPITOLO 2. La dieta FODMAP : cos'è e quali benefici comporta

La dieta FODMAP è un approccio dietetico che ha dimostrato la sua efficacia nel trattamento dell'IBS. FODMAP significa oligosaccaridi, disaccaridi, monosaccaridi e polioli fermentabili, che rappresentano una classe di carboidrati presenti in molti alimenti che possono causare disagio gastrointestinale in alcune persone più sensibili. Tuttavia, per capire meglio la dieta FODMAP, è importante conoscere i diversi tipi di carboidrati inclusi in questa categoria.

Gli oligosaccaridi sono catene formate da zuccheri che includono fruttani e galattani, presenti in alimenti come frumento, cipolla, aglio, cavolo e legumi. I disaccaridi, invece, includono il lattosio, che si trova principalmente nei prodotti lattiero-caseari come latte, yogurt e formaggio. Successivamente, i monosaccaridi si riferiscono al fruttosio, presente in alimenti come frutta, miele e alcuni sciroppi. Infine, i polioli sono zuccheri alcolici che si trovano negli edulcoranti artificiali e in alcuni frutti come prugne, albicocche e mele.

La dieta FODMAP comprende due fasi principali: la fase di eliminazione e la fase di reintroduzione. Durante la fase di eliminazione, tutti gli alimenti ricchi di FODMAP vengono evitati per un periodo di tempo che di solito varia tra 2 e 6 settimane: questo aiuta a ridurre i sintomi gastrointestinali e stabilizzare la flora intestinale.

Segue la fase di reintroduzione, durante la quale i singoli gruppi di FODMAP vengono gradualmente reintrodotti nella dieta per valutare la tolleranza individuale. Naturalmente, questo processo deve essere eseguito in modo completamente controllato, monitorando attentamente la risposta dell'organismo a ciascun alimento reintegrato, in modo da poter identificare quali alimenti specifici potrebbero innescare i sintomi e adeguare di conseguenza la dieta.

È importante sottolineare che la dieta FODMAP non è strutturata per essere seguita a lungo termine. In effetti, è un punto di partenza da cui, una volta identificati gli alimenti che causano problemi, dovrebbe essere stabilita una dieta personalizzata che sia tollerabile e nutriente. È consigliabile sottoporsi a questo tipo di dieta sotto la supervisione di un dietista o medico esperto nel trattamento dell'IBS, per assicurarsi che si adatti alle esigenze individuali e che non si verifichino carenze nutrizionali. Quindi, no al fai da te in alcun modo!

In conclusione, la dieta FODMAP è uno strumento efficace nel trattamento dei sintomi dell'IBS per molte persone. Tuttavia, va ricordato che non è adatto a tutti e che dovrebbe SEMPRE essere seguito sotto la supervisione di un operatore sanitario qualificato. Con una pianificazione adeguata e prestando attenzione alle esigenze di ciascuno, la dieta FODMAP può offrire un reale sollievo dai sintomi e migliorare la qualità della vita dei malati di IBS.

La dieta FODMAP è stata oggetto di numerosi studi clinici che hanno dimostrato i suoi effetti positivi nel trattamento dei sintomi dell'IBS, studi che sono stati utili a milioni di persone in tutto il mondo.

Uno studio pubblicato sul Journal of Gastroenterology ha osservato e valutato l'efficacia della dieta FODMAP nel trattamento dell'IBS. I ricercatori hanno scoperto che i partecipanti che hanno seguito la dieta FODMAP hanno riportato una significativa riduzione dei sintomi gastrointestinali, tra cui dolore addominale, gonfiore e cambiamenti nella consistenza delle feci, rispetto al gruppo di controllo che ha seguito una dieta standard.

Un altro studio condotto presso l'Università di Monash ha dimostrato che la dieta FODMAP può ridurre la frequenza e la gravità dei sintomi dell'IBS, migliorando così la qualità della vita dei pazienti. I partecipanti allo studio hanno dichiarato una maggiore tolleranza al cibo che in precedenza causava loro problemi, consentendo loro di espandere la loro dieta senza sperimentare sintomi gastrointestinali.

Inoltre, la dieta a base di FODMAP può avere benefici che vanno oltre il controllo dei sintomi dell'IBS. Un altro studio pubblicato sul British Journal of Nutrition ha suggerito che la riduzione dei FODMAP potrebbe aiutare a migliorare la salute metabolica, compresa la riduzione del rischio di obesità, diabete e malattie cardiovascolari.

Altri studi hanno anche evidenziato il potenziale della dieta FODMAP per ridurre i sintomi di altre condizioni gastrointestinali, come la sindrome dell'intestino irritabile postinfezionale (IBS-PI) e la malattia infiammatoria intestinale (IBD)anche se sono necessarie ulteriori ricerche per confermare questi risultati.

Tuttavia, ribadiamo che la dieta FODMAP, come qualsiasi altra dieta, potrebbe non essere adatta a tutti e dovrebbe essere seguita sotto la supervisione di un professionista qualificato, in particolare durante la fase di reintroduzione degli alimenti, è della massima importanza garantire un adeguato apporto di nutrienti essenziali durante la dieta, poiché l'esclusione di determinati alimenti può comportare carenze nutrizionali.

Riguardo a quanto detto, vorrei raccontarvi la storia di Giovanna, una donna di 35 anni, che ha combattuto per anni contro l'IBS. Durante questo periodo, ha sperimentato gonfiore, dolore addominale e irregolarità intestinali che spesso finivano per limitare le sue attività quotidiane e sociali. Dopo aver provato diversi trattamenti senza successo, ha deciso di consultare un dietista che gli ha consigliato di seguire la dieta FODMAP. Giovanna afferma che, dopo aver iniziato la dieta, ha notato un miglioramento significativo dei suoi sintomi: il suo dolore addominale si è ridotto, il suo gonfiore è diminuito e ha sperimentato una maggiore regolarità intestinale. Grazie alla dieta FODMAP, Giovanna ha potuto finalmente godere di una vita più normale e attiva.

Mauro, 45 anni, dipendente nel settore commercio, soffriva in silenzio della sindrome dell'intestino irritabile da molti anni, e la sua diagnosi è arrivata solo pochi mesi fa, quando si è armato di coraggio per chiedere aiuto. Tuttavia, ha provato diversi farmaci e trattamenti, ma nessuno sembrava alleviare significativamente i suoi sintomi. Dopo aver letto su Internet i possibili benefici della dieta FODMAP, ha deciso di provarla e descrive il cambiamento come sorprendente, se non miracoloso. I suoi dolori addominali diminuirono notevolmente e ebbe anche meno problemi digestivi. Anche se all'inizio era preoccupato per la complessità della dieta e temeva di commettere errori, Marco afferma che il cambiamento valeva la pena per il sollievo che ha provato.

Anche Lucia, una giovane insegnante di 28 anni, ha sofferto di IBS per la maggior parte della sua vita adulta da quando era adolescente. I sintomi hanno sempre avuto un impatto significativo sulla tua vita quotidiana e professionale. Dopo la diagnosi di IBS, il medico le consigliò di provare la dieta FODMAP. Anche se all'inizio era scettica, dopo aver seguito la dieta per alcune settimane, Lucia ha notato una drastica riduzione dei sintomi e ora dice di sentirsi più in controllo del suo corpo e in grado di affrontare la vita con più fiducia e serenità.

Queste testimonianze, questa volta da persone comuni come noi, insieme a molti altri che non citeremo perché bisognerebbe dedicare loro un altro libro intero, dimostrano l'efficacia della dieta FODMAP per migliorare la qualità della vita delle persone affette da IBS. Sebbene ovviamente i risultati possano variare da persona a persona, molte hanno sperimentato un significativo sollievo dai sintomi gastrointestinali e una maggiore libertà di condurre una vita "normale" e attiva. Tuttavia, è importante ricordare che ogni persona è unica e che la dieta FODMAP potrebbe non essere adatta a tutti: ripeteremo più volte che si dovrebbe sempre consultare un professionista prima di apportare modifiche significative alla dieta.

CAPITOLO 3. Gli alimenti che devono essere eliminati

Di seguito parleremo degli alimenti che la stragrande maggioranza degli esperti considera in modo generale e unanime che dovrebbero essere evitati all'interno della dieta FODMAP. È importante sottolineare che la dieta FODMAP è altamente personalizzabile e che gli alimenti da evitare possono variare da persona a persona, a seconda della tolleranza individuale. Tuttavia, ci sono alcuni alimenti che sono spesso ricchi di FODMAP e la cui esclusione durante la fase di eliminazione della dieta è di solito raccomandato a tutte le persone senza distinzione particolare.

Uno dei principali gruppi di alimenti da evitare sono quelli ricchi di fruttani, oligosaccaridi che si trovano in alimenti come grano, cipolle, aglio, porri, cavoli, broccoli e asparagi di cui parliamo nel capitolo uno. Questi alimenti non sono raccomandati perché possono essere difficili da digerire per alcune delle persone più sensibili e possono causare sintomi gastrointestinali come gonfiore, gas e crampi addominali.

Un altro gruppo di alimenti da evitare sono quelli contenenti lattosio, il disaccaride presente nei prodotti lattiero-caseari come il latte, il formaggio e lo yogurt che già conosciamo. Le persone con intolleranza al lattosio possono manifestare sintomi come gonfiore, crampi addominali e diarrea dopo il consumo. Pertanto, è meglio evitarla, anche perché a seconda della gravità dell'intolleranza, i sintomi possono apparire con maggiore o minore intensità nei casi più acuti.

Il fruttosio, un monosaccaride presente in alimenti come mele, pere, mango, miele e sciroppo di mais ad alto contenuto di fruttosio, è un'altra categoria che può essere molto problematica per alcune persone affette da IBS. Poiché il fruttosio è difficile da digerire per alcune persone, può causare sintomi come gonfiore, gas e diarrea.

Infine, i polioli sono zuccheri alcolici che si trovano negli edulcoranti artificiali e in alcuni frutti come prugne, albicocche e mele: questi zuccheri possono essere difficili da digerire per alcune persone e provocare gonfiore, gas e diarrea.

È importante notare che, sebbene alcuni alimenti possano essere classificati come ricchi di FODMAP, la quantità consumata e la tolleranza individuale possono variare. Inoltre, poiché la dieta è altamente personalizzabile e quindi adatta alle esigenze individuali, alcune persone possono tollerare piccole quantità di alcuni alimenti ricchi di FODMAP senza manifestare sintomi, mentre altri potrebbero dover evitare completamente questi alimenti.

Ricapitolando, la dieta FODMAP richiede una fase iniziale di esclusione temporanea di alcuni alimenti ricchi di FODMAP per ridurre i sintomi gastrointestinali e osservare la loro evoluzione. Normalmente, gli alimenti in questione sono quelli ricchi di fruttosio, lattosio, fruttosio e polioli. Quindi, dopo aver soppesato attentamente le possibilità e consultato il medico, si passa a elaborare un piano dietetico adeguato, che deve sempre essere monitorato nel tempo per valutarne l'efficacia.

CAPITOLO 4. Gli alimenti da privilegiare

Benvenuti in questo quarto capitolo, in cui parleremo invece del cibo che è possibile introdurre nella vostra dieta, esplorando insieme le categorie di alimenti che potrebbero diventare i vostri più preziosi alleati nella dieta FODMAP, aiutandolo a controllare i suoi sintomi e a condurre una vita più tranquilla.

Gli eroi della dieta FODMAP: cibo consentito

Ora è il momento di scoprire quali alimenti possono diventare i tuoi migliori amici nella dieta FODMAP. Iniziamo con la frutta: ananas, fragole, mirtilli e uva sono solo alcune delle deliziose opzioni che puoi goderti senza preoccupazioni. Sono ricchi di sostanze nutritive e a basso contenuto di FODMAPs, quindi possono essere mangiati in modo sicuro, aggiungendo un tocco di sapore e dolcezza alla tua giornata.

Passiamo ora alle verdure: spinaci, carote, zucchine e peperoni sono scelte sicure con le quali puoi creare insalate nutrienti e gustosi piatti senza temere l'arrivo di sintomi gastrointestinali malvagi. Si può anche sperimentare con erbe e spezie per aggiungere sapore senza il rischio di FODMAP. Una delle spezie più raccomandate è la curcuma, una spezia dai molteplici benefici per la salute, dal sapore terroso e leggermente piccante, comunemente utilizzata nella cucina indiana e asiatica. Può essere aggiunto a vari piatti, come curry, zuppe e insalate, per dare loro sapore e colore. Altre spezie a basso contenuto di FODMAP sono lo zenzero, noto per le sue proprietà antinfiammatorie e che può essere utilizzato fresco, secco o in polvere, e il coriandolo, che viene spesso utilizzato nella cucina mediterranea e asiatica e ha un sapore leggermente acido. Infine, è anche possibile utilizzare erbe fresche come prezzemolo, basilico, timo e rosmarino, che portano aroma e sapore ai piatti bassi in FODMAP.

Passando ora ai carboidrati, troviamo riso, quinoa, patate e mais tra le nostre scelte preferite, poiché questi alimenti forniscono energia senza irritare il sistema digestivo, in modo da poter preparare pasti deliziosi e nutrienti utilizzando queste fonti di carboidrati, evitando qualsiasi problema dopo ogni pasto.

Infine, elenchiamo le proteine consentite nella dieta FODMAP: pesce, pollo, tofu e uova sono le tue scelte vincenti perché sono fonti proteiche leggere e quindi facili da digerire e sono anche ricche di nutrienti essenziali. Si consiglia di scegliere ricette semplici e sane per massimizzare i benefici sulla salute intestinale.

Alla fine di questo capitolo, abbiamo completato un breve tour degli alimenti consentiti nella dieta FODMAP, scoprendo un mondo di possibilità culinarie che non rischiano di compromettere il loro benessere intestinale. Ricorda sempre, durante la dieta, di prestare attenzione a come il tuo corpo reagisce a questi cambiamenti e cerca di tenere un diario di questi, consultando sempre il medico se hai domande o problemi. Ultimo ma non meno importante, l'approccio alla dieta non è meno importante: cerca di pianificare sempre i tuoi pasti e mantenere una mentalità positiva e organizzata, godendo della tua nuova dieta deliziosa e sana, facendo piccoli passi ogni giorno verso una vita priva di disturbi intestinali.

CAPITOLO 5. Piano Alimentare

Ora passiamo all'azione e ti offrirò alcune idee per implementare un piano alimentare mensile basato sulla dieta FODMAP.

Settimana 1

Giorno 1

Colazione: Porridge senza glutine con fragole fresche e semi di chia.

Merenda mattutina: yogurt di soia senza zucchero aggiunto con mirtilli freschi.

Pranzo: insalata di tonno con pomodori, cetrioli, olive e olio d'oliva.

Merenda: bastoncini di carote e sedano con hummus di ceci.

Cena: pollo al limone con riso basmati e asparagi al vapore.

Giorno 2:

Colazione: Frullato verde con spinaci, banana non molto matura e latte di mandorle senza zucchero aggiunto.

Merenda mattutina: mandorle o noci senza sale.

Pranzo: Riso con pomodori secchi, zucchine e feta.

Merenda: Una porzione di frutta bassa in FODMAP, ad esempio, kiwi.

Cena: salmone al forno con patate dolci e broccoli al vapore.

Giorno 3:

Colazione: uova strapazzate con spinaci e pomodori freschi.

Merenda mattutina: Una banana, non troppo matura.

Pranzo: insalata di quinoa con peperoni, cetrioli, olive e pollo alla griglia.

Merenda: Yogurt di soia senza zucchero aggiunto con fragole fresche.

Cena: frittata di verdure con pomodoro, zucchine e formaggio a piacere senza lattosio.

Giorno 4:

Colazione: frittelle di banane e uova con sciroppo d'acero senza zucchero aggiunto.

Merenda mattutina: una manciata di mirtilli freschi.

Pranzo: Wrap di tacchino con lattuga, pomodoro e avocado.

Merenda: bastoncini di sedano con hummus di ceci.

Cena: risotto allo zafferano con gamberi e piselli.

Giorno 5:

Colazione: Muffin senza glutine con mandorle.

Merenda mattutina: una porzione di ananas fresco.

Pranzo: salmone alla griglia con insalata di cetrioli, pomodoro e basilico.

Merenda: Yogurt di soia senza zucchero aggiunto con mirtilli freschi.

Cena: pollo al curry con latte di cocco, peperoni e zucchine servito con riso basmati.

Giorno 6:

Colazione: Una ciotola di fiocchi di riso senza zucchero aggiunto con latte di mandorle senza zucchero aggiunto, kiwi a fette e un cucchiaino di semi di chia.

Merenda mattutina: Una manciata di noci o mandorle senza sale.

Pranzo: insalata di pollo alla griglia con lattuga, carote, cetrioli e pomodori, condita con olio d'oliva e aceto di vino bianco. Accompagnare con una fetta di pane senza glutine.

Merenda: Uno yogurt di soia senza zucchero aggiunto con una banana affettata.

Cena: salmone al forno con patate dolci arrosto e spinaci saltati in olio.

Giorno 7:

Colazione: Uova strapazzate con cubetti di pomodoro e spinaci saltati, accompagnati da una fetta di pane senza glutine.

Spuntino mattutino: baby carote e strisce di peperoncino con hummus.

Pranzo: riso senza glutine con salsa di pomodoro fatta in casa (senza cipolle o aglio) e polpette di tacchino.

Merenda: mandorle tostate e semi di zucca.

Cena: Omelette di mais con pollo alla griglia, peperoni e cheddar (senza lattosio), servite con un contorno di insalata mista condita con olio d'oliva.

Settimane 2, 3 e 4: Puoi ripetere il ciclo di pasti della settimana 1, variando le ricette e gli ingredienti per non rinunciare alla varietà e al gusto. Puoi anche esplorare nuove ricette, che ti propongo di seguito.

Zuppa di zucca e carota

Ingredienti: zucca, carote, brodo vegetale senza cipolle, olio d'oliva, sale e pepe.

Istruzioni: Cuocere le verdure nel brodo fino a quando sono teneri, tritare e condire con un filo d'olio e aggiungere pane tostato a piacere.

Insalata di riso con tonno e pomodori

Ingredienti: Riso basmati, tonno naturale in scatola, pomodorini, olive nere, prezzemolo, olio d'oliva, sale e pepe.

Istruzioni: Cuocere il riso, aggiungere gli altri ingredienti tagliati a dadini e condire con olio, sale e pepe e godere.

Pollo al limone con verdure al vapore

Ingredienti: petto di pollo, limone, zucchine, carote, olio d'oliva, prezzemolo, sale e pepe.

Istruzioni: Cuocere il pollo con il succo di limone, facendo attenzione che non si attacchi alla padella e diventi morbido, cuocere le verdure a vapore e servire.

Pasta con pomodoro fresco e basilico

Ingredienti: Pasta senza glutine, pomodori freschi, basilico, olio d'oliva, sale e pepe.

Istruzioni: Cuocere la pasta, rosolare i dadini di pomodoro con olio e basilico, aggiungere la pasta e condire.

Salmone alla griglia con patate arrosto e insalata di rucola

Ingredienti: filetto di salmone, patate, rucola, olio d'oliva, limone, sale e pepe.

Istruzioni: Arrostire il salmone, cuocere le patate, condire la rucola con olio, limone, sale e pepe.

Uova strapazzate con spinaci e pomodorini

Ingredienti: Uova, spinaci freschi, pomodorini, olio d'oliva, sale e pepe.

Istruzioni: Soffriggere gli spinaci e i pomodorini in una padella, aggiungere le uova sbattute, cuocere fino a cottura.

Risotto di asparagi

Ingredienti: Riso arborio, asparagi, brodo vegetale senza cipolla, vino bianco secco, olio d'oliva, sale e pepe.

Istruzioni: Cuocere il riso con il brodo e il vino, aggiungere gli asparagi tagliati e cuocere fino a cottura completa.

Ecco anche alcune idee per la colazione.

Porridge con latte senza lattosio o verdura, mirtilli, kiwi e semi di chia.

2 fette di wasa con formaggio senza lattosio e fette di pomodoro.

Cereali integrali con latte senza lattosio o vegetale e fragole fresche.

2 fette di wasa con burro di arachidi e fette di banana.

Weetabix con yogurt greco, fragole e kiwi.

Uova strapazzate con spinaci, servite su pane tostato Wasa o cereali.

Smoothie con banana, mirtilli, spinaci, latte vegetale o senza lattosio e semi di chia.

E qui hai più idee per il pranzo (o la cena, come preferisci).

Pasta con sugo alla bolognese alternativa (porzione per 4)

Per porzione: 336 cal / 32 g di proteine / 30 g di carboidrati / 9 g di grassi

Ingredienti:

- 500 g di carne macinata
- 1 carota, tagliata a dadini
- g. gambo di sedano
- 400 g di polpa di pomodoro
- 100 g di spaghetti senza glutine
- 2 zucchine, tagliate a forma di spaghetti
- Sale e pepe a piacere

Istruzioni:

- Riscaldare l'olio in una padella, aggiungere le carote e sedano e lasciarli friggere.
- Aggiungere la carne macinata e cuocere circa 8-10 minuti.
- Aggiungere il pomodoro, il sale e il pepe, mescolare bene e cuocere altri 30 minuti o fino a quando la salsa si riduce.
- Nel frattempo, cuocere la pasta e tagliare le zucchine e metterli in padella per 4 minuti fino a quando sono ben cotti.
- Aggiungere la pasta e mescolare bene.

Insalata speciale di quinoa e pollo (porzione per 4)

Per porzione: 390 cal / 38 g di proteine / 33 g di carboidrati / 10 g di grassi

Ingredienti:

- 2 petti di pollo
- 250 g di quinoa
- 3 pomodori grandi tagliati a dadini
- Cetrioli tagliati a dadini
- 2 cipolline tritate

- Sale e pepe a piacere

- Succo di mezzo limone

- Olio d'oliva

Istruzioni:

- Cuocere la quinoa seguendo le istruzioni riportate sulla confezione.

- Tagliare il petto di pollo a pezzi e cuocere a fuoco lento in una padella antiaderente per circa 10 minuti. Togliere dalla padella e sminuzzare il pollo.

- Aggiungere il pomodoro tagliato a dadini, insieme al cetriolo e allo scalogno. Scolare la quinoa e aggiungerla all'insalata. Condire con un cucchiaino di olio e succo di limone, condire e servire.

Frittata verde con toast (porzione per 4)

Per porzione: 330 cal / 26 g di proteine / 13 g di carboidrati / 18 g di grassi

Ingredienti:

- 250 g di bietole in strisce

- 1 zucchine grattugiate

- 1 cucchiaino di scorza di limone grattugiata

- 6 uova

- 2 albumi d'uovo

- 120 g di latticini scremati

- 120 g di parmigiano grattugiato

- 4 fette di Wasa, per servire

Istruzioni:

- Preriscaldare il forno a 180 gradi, ungere leggermente con olio una teglia o qualsiasi altro recipiente adatto alla cottura in forno. 2. Mettere le bietole in una casseruola e riempirlo di acqua bollente. Lasciare così per 30 secondi, quindi risciacquare e rimuovere l'acqua in eccesso. Tagliare.

- Riscaldare una padella con un po' d'olio a fuoco medio-alto. Aggiungere le zucchine e la scorza di limone e cuocere per circa 2 minuti, fino a quando è ben cotto. Lasciare raffreddare.

- Sbattere gli albumi, la ricotta e il parmigiano, quindi aggiungere le zucchine con la scorza di limone e le bietole. Cuocere per 25-30 minuti.

- Servire accompagnato da fette di Wasa.

Tagliatelle di riso alla tailandese (porzione per 4)

Per porzione: 316 cal / 35 g di proteine / 25 g di carboidrati / 7 g di grassi

Ingredienti:

- 2 petti di pollo, tagliati in pezzi

- 2 confezioni di tagliatelle di riso

- Una manciata di fagiolini

- 2 carote

- 15 g di arachidi sminuzzate

- 40 g di coriandolo per decorazione

Istruzioni:

- Lasciare i noodles in acqua per 10 minuti, quindi cuocerli seguendo le istruzioni riportate sulla confezione

- Scaldare una padella antiaderente a fuoco medio. Aggiungere il pollo e cuocere; per circa 3-4 minuti. Quindi metterlo su un piatto, coprirlo e conservarlo.

- Cuocere anche le verdure per circa 2 minuti. Quindi, spegnere il fuoco e coprire in modo che le verdure finiscano di cuocere grazie al vapore che viene creato per circa 1 minuto. Aggiungere il pollo e le tagliatelle e mescolare bene.

- Decorare con le arachidi e coriandolo e servire.

Pollo al limone e rosmarino

Ingredienti:

- 4 petti di pollo senza pelle

- Succo di 2 limoni

- 2 cucchiai di olio d'oliva

- Rametti di rosmarino freschi

- Sale e pepe a piacere

Istruzioni:

- In una ciotola, mescolare il succo di limone, olio d'oliva, rosmarino, sale e pepe.

- Marinare i petti di pollo nella miscela di limone e rosmarino per almeno 30 minuti in frigorifero.

- Preriscaldare il forno a 200°C.

- Mettere i petti di pollo marinati su una teglia rivestita con carta da forno.

- Cuocere per circa 25-30 minuti o fino a quando il pollo è ben cotto e dorato.

- Servire caldo con un contorno di verdure a piacere.

Risotto con zucchine e pomodori secchi:

Ingredienti:

- Riso Arborio

- 2 zucchine tagliate a dadini

- Una manciata di pomodori secchi tagliati a pezzi

- 1 litro di brodo vegetale senza cipolle o aglio

- 2 cucchiai di olio d'oliva

- Una spruzzata di vino bianco secco (opzionale)

- Sale e pepe a piacere

Istruzioni:

- In una casseruola, scaldare l'olio d'oliva a fuoco medio. Aggiungere le zucchine tagliate a dadini e cuocere fino a quando sono teneri.

- Aggiungere il riso Arborio nella padella e tostare per circa 2 minuti, mescolando continuamente.

- Se lo si desidera, aggiungere vino bianco e lasciare evaporare completamente.

- Aggiungere poco a poco il brodo vegetale caldo al riso, cucchiaio a cucchiaio, mescolando continuamente e aspettando che il brodo venga assorbito prima di aggiungere il successivo.

- Quando il riso è quasi pronto (circa 15-18 minuti), aggiungere i pomodori secchi tritati e mescolare accuratamente.

- Continuare la cottura fino a quando il riso è al dente e cremoso.

- Condire con sale e pepe a piacere e servire caldo.

Spaghetti alla marinara con gamberi e zucchine

- Cuocere i noodles di riso in acqua bollente salata seguendo le istruzioni sulla confezione.

- Nel frattempo, in una padella, riscaldare un po' di olio d'oliva e friggere alcune zucchine tagliate a dadini fino a quando sono teneri.

- 3. Aggiungere i gamberetti sgusciati e cuocere fino a quando sono rosa e ben cotti.

- 4. Scolare gli spaghetti e aggiungerli alla padella con gli ingredienti. Mescolare bene e servire con un pizzico di prezzemolo fresco tritato.

Tofu alla griglia con salsa di soia e zenzero:

- Tagliare il tofu a fette e asciugare delicatamente con carta assorbente.

- Scaldare una padella antiaderente e cuocere le fette di tofu fino a quando sono croccanti e dorate su entrambi i lati.

- In una piccola ciotola, mescolare un po' di salsa di soia senza aglio e zenzero fresco grattugiato.

- Versare la salsa di soia e zenzero sul tofu prima di servire. Puoi anche aggiungere un po' di peperoncino fresco tritato se ti piace il tocco piccante.

Insalata di quinoa con verdure grigliate e feta senza lattosio

- Cuocere la quinoa seguendo le istruzioni riportate sulla confezione.

- Tagliare a dadini zucchine, melanzane, peperoni e pomodori.

- Mettere le verdure in una teglia rivestita con carta da forno, condire con olio d'oliva, sale e pepe, e cuocere fino a quando sono teneri e leggermente dorati.

- In una ciotola grande, mescolare la quinoa cotta con le verdure arrostite e aggiungere un po' di feta senza lattosio sminuzzato.

- Condire con un po' di olio d'oliva e succo di limone prima di servire.

Insalata di gamberi con avocado e lattuga iceberg:

Ingredienti:

- 200 g di gamberetti pelati e puliti

- 1 avocado maturo, tagliato a dadini

- Foglie di lattuga iceberg, lavate e spremute

- 1 cetriolo, tagliato a fette sottili

- Succo di limone

- Olio d'oliva

- Sale e pepe a piacere

Istruzioni:

- In una padella antiaderente, cuocere i gamberi con un po' di olio d'oliva fino a cottura. Aggiungere un pizzico di sale e pepe.

- In una ciotola grande, mescolare i gamberi cotti, l'avocado tagliato a dadini, le foglie di lattuga iceberg tritate e il cetriolo affettato.

- Condire l'insalata con succo di limone, un filo d'olio d'oliva, sale e pepe, mescolando delicatamente per distribuire bene il condimento.

Ecco anche un diagramma per aiutarvi a regolare meglio.

Verdure senza amido: 5 porzioni al giorno

75 g di verdure cotte (zucchine, fagiolini, carote, broccoli)

200 g di insalata di verdure (spinaci, pomodoro, cetriolo)

Frutta: 2 porzioni al giorno

1 frutto medio (arancia, pera)

2 piccoli frutti (kiwi, mandarini)

140 g di frutta (melone, uva, bacche)

Proteine: 3 porzioni al giorno

100 g di carne magra, pollo, pesce o tofu

2 uova

Carboidrati e cereali: 3-4 porzioni al giorno

1 fetta di pane integrale, o Wasa

Frittelle di riso integrale

40 g di cereali integrali (avena, weetabix, fiocchi di riso)

1 patata media o 115 g di patate dolci

75 g di riso, pasta (o anche quinoa)

65 g di lenticchie o ceci

Latticini: 2 porzioni al giorno

250 ml di latte vegetale o senza lattosio

200 g di yogurt senza lattosio

40 g di formaggio duro

Oli e grassi: 3 porzioni al giorno

12 g di olio extra vergine di oliva

20 g di avocado

Bene, ora che hai già qualche idea da provare, diamo il benvenuto alla testimonianza di Luca, che ha cercato di mettere in pratica le novità di questo programma di dieta, nonostante abbia una storia molto particolare. Infatti, Luca ha sempre avuto un rapporto difficile con il cibo: fin da quando era più giovane, lottava con problemi digestivi e costanti disturbi intestinali che influivano negativamente sulla sua qualità di vita. Tuttavia, tutto è cambiato quando ha scoperto la dieta FODMAP e ha iniziato il suo viaggio verso una nuova vita di benessere intestinale.

"Quando ho iniziato la dieta FODMAP, ero scettico, ma anche troppo disperato", dice Luca. "Avevo provato quasi tutto per alleviare i miei sintomi, ma niente sembrava funzionare e stavo davvero per perdere la speranza. Così, con una piccola dose di fiducia dettata ora dalla disperazione più che altro, e un pizzico di scetticismo, ho deciso di dare una possibilità a questa dieta."

Fin dall'inizio, Luca si è impegnato pienamente a seguire la dieta FODMAP con precisione e regolarità. A poco a poco, iniziò a pianificare attentamente i suoi pasti, avendo cura di scegliere solo gli alimenti consentiti ed evitando quelli che riteneva potessero causargli problemi. Luca afferma: "Pianificare i pasti è diventato parte integrante della mia routine quotidiana, ora mi sembra naturale", spiega. " Mi aiuta a evitare le tentazioni e a mantenere la disciplina necessaria per seguire con successo la dieta".

Mentre Luca continuava a seguire la dieta FODMAP, ha iniziato a notare una serie di benefici che erano poco meno che sorprendenti. " Uno dei primi cambiamenti che ho notato è stata una significativa riduzione dei miei problemi digestivi", afferma. " Il gonfiore, i crampi e la sensazione di disagio che mi tormentavano erano chiaramente diminuiti, e ho anche iniziato a sentirmi molto meglio in generale". Ma Luca non ha solo sperimentato benefici fisici; ha anche notato un miglioramento significativo del suo umore e del suo equilibrio emotivo. " Essere in grado di controllare i miei sintomi intestinali ha avuto un grande impatto sulla mia salute mentale", dice Luca. "Mi sento più fiducioso e ottimista sul futuro e sono grato per l'opportunità di vivere una vita più tranquilla e piena."

Oltre ai benefici tangibili, Luca ha anche imparato molto su se stesso durante il suo viaggio con la dieta FODMAP. "Ho imparato l'importanza di ascoltare il mio corpo e rispettare i suoi bisogni", spiega, "La dieta FODMAP mi ha insegnato ad essere più consapevole del cibo che mangio e ad essere più consapevole dei suoi effetti sul mio corpo, e mi ha permesso di prendere il controllo della mia salute e della mia vita."

Pertanto, abbiamo appena incontrato una persona che ora è davvero grata per l'opportunità di vivere una vita senza i costanti disturbi intestinali che prima la tormentavano. " La dieta FODMAP ha cambiato la mia vita in un modo che non avrei mai immaginato", conclude, "sono felice di dire che mi ha dato la libertà di esplorare il mondo senza essere limitato dai miei sintomi, e per questo sarò sempre grato."

CAPITOLO 6. Giornata a basso contenuto di FODMAP

Avventuriamoci ora in un giorno basso in FODMAP e diamo il benvenuto a questo sesto capitolo, dedicato al benessere intestinale e a ciò che bisogna fare, ogni giorno, per riuscire ad alleviare l'IBS.

Colazione: inizia la giornata con gusto ed energia

Per iniziare la giornata in modo energico e sano, opta per una colazione che ti dia il carico giusto senza irritare il tuo stomaco sensibile. Naturalmente, hai molte idee a tua disposizione se dai un'occhiata ai capitoli precedenti; qui sto solo cercando di darti un'idea generale di come iniziare la giornata e come finirla. Quindi, una buona opzione potrebbe essere un frullato verde, preparato con spinaci freschi, una banana non troppo matura e latte di mandorle senza zucchero aggiunto. In particolare, gli spinaci forniscono una buona dose di ferro e fibre, mentre la banana aggiunge dolcezza naturale senza compromettere la dieta a basso contenuto di FODMAP. Pertanto, questa colazione è ricca di sostanze nutritive, essenziali per iniziare la giornata con il piede giusto.

Merenda mattutina: sazia la fame con spuntini sani e gustosi

Quando arriva il momento dello spuntino mattutino, opta per un'opzione leggera ma saziante. Una manciata di mandorle o noci senza sale è una combinazione perfetta di proteine, grassi sani e fibre per mantenere stabile il livello di zucchero nel sangue e calmare la fame fino all'ora dei pasti. In questo modo puoi tenere a bada la fame senza sovraccaricare lo stomaco.

Pranzo: un pasto gustoso ed equilibrato per recuperare le forze

Per il pranzo, preparare un'insalata di quinoa con pollo alla griglia e verdure miste, che è sia veloce, equilibrata e gustosa, ideale da portare con sé nel caso in cui si debba mangiare fuori o in ufficio. La quinoa è un'ottima fonte di proteine e fibre, mentre il pollo grigliato porta sapore e consistenza al piatto. Aggiungere alcune verdure a basso contenuto di FODMAP come pomodori, cetrioli e peperoni per dare un tocco in più di freschezza e la giusta quantità di fibre. Condire con qualcosa di leggero come un filo d'olio d'oliva o erbe aromatiche per dare un tocco finale irresistibile.

Spuntino: mantenere l'energia con uno spuntino nutriente

Nel pomeriggio, quando hai più bisogno di energia, opta per uno yogurt di soia senza zuccheri aggiunti e mirtilli freschi (o qualsiasi frutta fresca che ti piace). In particolare, lo yogurt di soia è un'ottima fonte di proteine vegetali e probiotici benefici per la salute intestinale, mentre i mirtilli aggiungono dolcezza e antiossidanti al loro spuntino: Uno spuntino così è perfetto per combattere la fame e mantenere alti i livelli di energia per il resto della giornata.

Cena: termina la giornata con un pasto gustoso e rigenerante!

Per cena, regalatevi un piatto di salmone alla griglia accompagnato da patate dolci al forno e broccoli al vapore. Il salmone è un pesce ricco di acidi grassi omega-3 e proteine di alta qualità, mentre le patate dolci forniscono carboidrati complessi e fibre per una sensazione di perfetta sazietà. Infine, i broccoli al vapore aggiungono una nota di freschezza al cibo. Mescolare il tutto con un filo di olio d'oliva e un pizzico di sale e pepe per esaltare i sapori naturali degli ingredienti.

Vivere bene con una dieta a basso contenuto di FODMAP: è possibile!

Questo esempio astratto ma realistico di una giornata bassa in FODMAP mostra che è possibile gustare pasti deliziosi e nutrienti senza compromettere il benessere intestinale. Devi solo capire che la chiave sta in un'attenta pianificazione e selezione del cibo; comprendilo e sarai in grado di tenere sotto controllo i sintomi dell'IBS e goderti una vita più tranquilla. Divertiti e sperimenta con un'ampia varietà di ingredienti e ricette per scoprire quali opzioni sono più adatte al tuo stile di vita e alle tue esigenze dietetiche personali. Con una dieta equilibrata e consapevole, sarai in grado di vivere ogni giorno al massimo, planando leggermente sopra il disagio intestinale. Quindi, cosa vuole che le dica, buon profitto e salute!

Proseguendo con un'altra storia molto interessante, condividiamo ora la testimonianza di Maria, come esempio di come affrontare la giornata con determinazione e speranza.

Maria, come quasi tutte le persone di cui abbiamo parlato finora, vive da anni con l'IBS, che gli è stato diagnosticato fin da bambina, affrontando quotidianamente una serie di sintomi spiacevoli che gli rendevano la vita impossibile, in particolare un gonfiore addominale molto sgradevole che lo faceva odiare il suo corpo. Tuttavia, dopo aver scoperto la dieta a basso contenuto di FODMAP, ha finalmente trovato un modo efficace per controllare questo problema e riguadagnare fiducia in se stessi.

"La mia giornata inizia con una serie di piccole precauzioni e rituali che mi aiutano a prepararmi mentalmente e fisicamente ad affrontare le sfide che l'IBS può presentarmi durante la giornata", dice Maria. "Una volta sveglio, faccio una breve meditazione e una sessione di respiro profondo per calmare la mente e ridurre lo stress che spesso aggrava i miei sintomi. Questo piccolo passo da solo mi aiuta a iniziare la giornata con una mentalità positiva e determinata."

Maria continua la sua giornata con una colazione leggera ma nutriente, seguendo attentamente la dieta bassa in FODMAP. "Una colazione a base di un buon porridge con banane, mirtilli e latte di soia mi dà l'energia di cui ho bisogno per iniziare la giornata senza irritare il mio stomaco sensibile", spiega. " Inoltre, mi assicuro sempre di bere molta acqua durante il giorno per mantenermi idratata e favorire la regolarità intestinale".

Durante il giorno, Maria si sforza di mantenere uno stile di vita equilibrato, evitando situazioni stressanti e prestando attenzione alla sua dieta. " Ho imparato l'importanza di pianificare i pasti in anticipo e di portare con me spuntini sani compatibili con la mia dieta a basso contenuto di FODMAP quando sono fuori casa", afferma. " Questo mi permette di evitare di ricorrere a cibi che potrebbero provocare una ricaduta dei miei sintomi".

Anche nei momenti difficili, Maria trova conforto e sostegno nella sua rete di amici e familiari, e afferma: "Avere intorno persone comprensive e solidali fa una grande differenza". " Ho la fortuna di avere amici e familiari che mi sostengono nel mio viaggio di vita con IBS, e questo mi dà la forza di continuare a lottare ogni giorno e non arrendermi mai".

Per questo, nonostante le sfide che deve affrontare, Maria rimane ottimista ed è determinata a perseguire i suoi obiettivi e a raggiungere le piccole cose della vita quotidiana. " So che ci saranno alti e bassi lungo la strada, ma continuo a concentrarmi sulle piccole vittorie e sui progressi che faccio ogni giorno", conclude. " Con la giusta mentalità e il giusto supporto, sono sicura di poter controllare la mia malattia e vivere al meglio nonostante ogni ostacolo".

CAPITOLO 7. Come valutare se la dieta sta funzionando?

Scoprire se la dieta FODMAP sta funzionando è senza dubbio un processo graduale e complesso che richiede tempo, ma aiuta che ci siano diversi segni chiave a cui prestare attenzione per valutare i suoi effetti sul benessere generale e sui sintomi associati all'IBS.

Uno dei primi segni che la dieta FODMAP sta funzionando è un miglioramento evidente dei sintomi gastrointestinali. Questo può portare a una riduzione di crampi addominali, gonfiore, diarrea o costipazione, che sono sintomi comuni di IBS. Se noti una diminuzione della frequenza o dell'intensità di questi sintomi dopo aver seguito la dieta FODMAP per un periodo di tempo significativo, potrebbe essere una buona indicazione che la dieta sta producendo i risultati desiderati.

Inoltre, è possibile notare un aumento della stabilità intestinale, da cui deriva una maggiore regolarità intestinale. Infatti, la dieta FODMAP è progettata per ridurre il carico di lavoro del tratto gastrointestinale limitando l'assunzione di cibo che può causare irritazione o infiammazione. Di conseguenza, molte persone che seguono la dieta FODMAP riferiscono una sensazione generale di leggerezza e comfort intestinale, insieme a una maggiore regolarità delle feci.

Un altro segno che la dieta FODMAP sta funzionando è un miglioramento generale del benessere: molte persone affette da IBS sperimentano un impatto significativo sulla loro qualità di vita a causa dei sintomi debilitanti della malattia. Se la dieta FODMAP ti aiuta a sentirti meglio, a ridurre lo stress associato ai sintomi e a riprendere il controllo della tua vita quotidiana, potrebbe essere un segno che la dieta sta producendo benefici tangibili per il tuo benessere generale. Di conseguenza, inizierai ad avere più fiducia in te stesso e sarai in grado di vedere le cose da un'altra prospettiva. Inoltre, puoi anche notare un aumento dell'energia e della vitalità, poiché la dieta si concentra sull'eliminazione degli alimenti che possono causare affaticamento e stanchezza, che possono essere difficili da digerire per alcune persone con IBS. Se noti un miglioramento dell'energia e della resistenza durante il giorno, questo potrebbe anche essere un segno che la dieta FODMAP sta avendo un impatto positivo sul tuo corpo e sul tuo benessere mentale e fisico.

Infine, potresti notare un miglioramento della tua salute mentale e del tuo umore. Come numerosi studi, che abbiamo anche già menzionato, hanno dimostrato che esiste una forte correlazione tra salute intestinale e salute mentale, così molte persone che seguono la dieta FODMAP riferiscono di un miglioramento dell'umore e di un maggiore senso di benessere emotivo. Se ti senti più felice, più calmo e più motivato dopo aver iniziato a seguire la dieta, potrebbe essere un segno che la tua salute intestinale sta migliorando perché la dieta sta funzionando.

In conclusione, il fatto che la dieta FODMAP sia adatta o meno dipende da tutta una serie di fattori, che dovrebbero essere osservati poiché si riflettono in una vasta gamma di cambiamenti nel corpo e nell'umore, attraverso i quali giudicare l'efficacia della dieta FODMAP ed effettuare qualsiasi aggiustamento o modifica per massimizzare i suoi numerosi benefici.

Prima di tutto, come sempre, è importante consultare il medico. Se non sai da dove iniziare, rivolgiti al tuo medico di base, che è spesso il primo punto di contatto con il mondo medico per coloro che sospettano di soffrire di IBS. Questo può procedere a un esame delle sue condizioni e può anche richiedere esami specifici per escludere altre condizioni con sintomi simili. Una volta confermata la diagnosi, il medico procede a raccomandare il miglior trattamento, inclusi cambiamenti dietetici, modifiche dello stile di vita o terapie farmacologiche.

Camilla, una madre di 35 anni, ha iniziato a soffrire di sintomi gastrointestinali alcuni anni fa, in particolare durante la pandemia del 2020. Prima ha iniziato a provare dolore addominale, poi gonfiore e, infine, cambiamenti nel movimento intestinale. Non appena le restrizioni scomparvero, Camilla si rivolse immediatamente al suo medico di famiglia. Durante la sua prima visita, il medico ha eseguito un esame fisico completo e ha posto domande dettagliate sui suoi sintomi, a cui Camilla ha risposto fornendo una storia medica completa, senza dimenticare di includere la sua dieta e le abitudini quotidiane. Successivamente, il medico ha prescritto alcuni esami per escludere altre condizioni, come la malattia infiammatoria intestinale o la celiachia, che possono presentare sintomi simili. Camilla si è sottoposta ad esami del sangue per controllare i marcatori infiammatori ed escludere carenze nutrizionali. Inoltre, è stato prescritto un esame delle feci per escludere la presenza di sangue occulto o infezioni.

Una volta emessi i risultati dei test, il medico ha confermato la diagnosi di IBS e Camilla si è sentita sollevata sapendo finalmente quale fosse la causa dei suoi sintomi, ma allo stesso tempo era preoccupata che non ci fosse una cura definitiva per la sua malattia.

Il medico di Camilla ha deciso, di concerto con lei, le migliori opzioni di trattamento disponibili e ha progettato un piano personalizzato per controllare il suo IBS, modificando la sua dieta, eliminando gli alimenti ricchi di FODMAP e introducendo probiotici. Inoltre, gli ha consigliato di provare tecniche di gestione dello stress, come lo yoga o la meditazione, per aiutare a ridurre l'impatto dei fattori emotivi sui suoi sintomi.

Come Camilla, anche Giuseppe, 40 anni, ha avuto sintomi attribuibili all'IBS per alcuni mesi prima di decidere di consultare il suo medico di famiglia. Dopo aver vissuto con dolori addominali ricorrenti e stitichezza, Giuseppe decise finalmente che era arrivato il momento di affrontare i suoi problemi di salute e mettere da parte le sue paure. Durante la visita medica, ha descritto dettagliatamente i suoi sintomi, evitando di minimizzarli, e ha parlato della loro durata e frequenza.

Il medico di Giuseppe lo ascoltò attentamente, gli fece domande concrete e gli ordinò una serie di esami del sangue per valutare il suo stato di salute. Inoltre, gli ha consigliato di tenere un diario alimentare e sintomatico per annotare i pasti e l'assunzione di cibo e i momenti in cui si verificavano i disturbi gastrointestinali. Dopo che i risultati degli esami del sangue non hanno mostrato anomalie significative, il medico di Giuseppe ha assunto la diagnosi di IBS. All'inizio Giuseppe non prese bene la notizia, perché pensava sinceramente che si trattasse di piccoli disagi passeggeri.

Il suo medico, tuttavia, cercò di calmarlo immediatamente e non aspettò un secondo prima di agire; infatti, come il medico di Camilla, gli propose alcuni cambiamenti nella dieta e gli consigliò di iniziare una psicoterapia, per cercare di controllare l'ansia che si è manifestata dopo la diagnosi, che non mi aspettavo.

Sia Camilla che Giuseppe dovettero affrontare difficoltà inaspettate e non fu certamente facile accettare la notizia; ma, con il sostegno adeguato, impararono ad assumere il disturbo e cercare di conviverci giorno per giorno.

Nel caso in cui il medico di famiglia, a cui si è recato di solito, non si senta in grado/non disponga degli strumenti adeguati per trattare l'IBS, non scoraggiarsi e consultare uno specialista in gastroenterologia. In effetti, questi medici di solito hanno una formazione specifica nel trattamento delle malattie digestive e possono offrire opzioni di trattamento più avanzate o più specializzate.

Oltre agli specialisti in gastroenterologia, molti pazienti hanno anche beneficiato di parlare con un nutrizionista o dietista perché, come abbiamo detto fin dall'inizio, la dieta svolge un ruolo fondamentale nel "gestire" i sintomi dell'IBS, e chi meglio di un professionista esperto può aiutarti a identificare gli alimenti o le bevande che possono scatenare o aggravare i tuoi sintomi e fornirti le migliori indicazioni su come pianificare una dieta che sia gentile con il tuo sistema digestivo.

Prendiamo come esempio Giulia, una giovane studentessa di 22 anni a cui è stata diagnosticata la IBS. I suoi problemi sono iniziati quando si è iscritto all'università e sono diventati più acuti con gli esami. All'inizio, pensava che fosse solo ansia per il carico di studio, a volte eccessivo, che la colpa fosse degli esami, che, come lei sa, la rendono sempre ansiosa. Tuttavia, mi sbagliavo, e per capire meglio le radici del suo problema dobbiamo tornare indietro nel tempo e incontrare Giulia prima che l'IBS provasse a prendere il controllo della sua vita.

Da bambina, Giulia ha sempre avuto un rapporto complicato con il cibo e il suo corpo. Entrando nell'adolescenza, ha iniziato a piacersi sempre meno, il che l'ha portata a soffrire di un disturbo d'ansia. Poco dopo, si rese conto che, durante alcuni periodi, il suo intestino gli causava alcuni problemi, in particolare attacchi improvvisi di diarrea, che non sembravano avere una spiegazione chiara. Tuttavia, questo cominciava a ripercuotersi sulla loro già precaria qualità di vita. Così Giulia cercò di ignorare i suoi sintomi per un po', nella speranza che alla fine scomparissero da soli. Sebbene abbia provato diverse soluzioni, come farmaci da banco e cambiamenti nel suo stile di vita, i sintomi sono persistiti. Ma quando i suoi problemi iniziarono a diventare sempre più debilitanti, decise di cercare aiuto, e così andò da diversi medici nel corso degli anni alla ricerca di una risposta ai suoi disturbi gastrointestinali. Tuttavia, nonostante i numerosi test e trattamenti, i suoi sintomi persistevano ostinatamente, lasciandola sempre più confusa e disperata.

Ma il vero punto di svolta nella vita di Giulia è arrivato quando ha deciso di consultare un dietista specializzato in disturbi digestivi, che le ha consigliato un'amica che soffriva di IBS ed era riuscita a curarlo, che le ha suggerito che potrebbe anche essere vittima del IBS. Inizialmente scettica, Giulia decise di dare una possibilità a questa nuova via, perché era troppo stanca di sentirsi prigioniera dei suoi sintomi e desiderava con tutte le sue forze riprendere il controllo della sua vita.

Durante la sua prima visita al dietista, Giulia si è sentita confortata sentendosi finalmente ascoltata e compresa. Il medico ha preso il tempo necessario per ascoltare attentamente la sua storia medica e comprendere chiaramente i suoi sintomi. Insieme hanno valutato le possibili cause dei loro disturbi gastrointestinali e hanno elaborato un piano dietetico personalizzato per trattare la loro condizione, che da allora è notevolmente migliorata poiché, nel tempo, Giulia ha iniziato a notare un notevole miglioramento della sua salute intestinale. Con il supporto e la guida del dietista, Giulia ha imparato a leggere attentamente le etichette alimentari e a prendere decisioni consapevoli al momento dell'acquisto. Ha anche imparato a cucinare piatti deliziosi e nutrienti che non solo non le facevano male, ma la facevano sentire energica e sana. Ha smesso di avere attacchi di diarrea, non ha avuto particolari problemi digestivi e anche durante i periodi più stressanti ha potuto vivere comodamente con i sintomi dell'IBS.

Oggi, Giulia è una donna trasformata, non più schiava dei suoi sintomi, ma padrona del suo destino. Ha imparato a gestire efficacemente il suo problema e ha riacquistato fiducia nel suo corpo. Ancora una volta, la sua storia è una testimonianza di come recuperare il controllo della propria vita è possibile, non è un sogno, è una possibilità concreta, mai arrendersi!

Simone, un giovane di 25 anni appena laureato, ha avuto un'esperienza simile con la dietista. Simone, che aveva brillantemente terminato la sua carriera universitaria, era un giovane professionista in crescita, con un futuro promettente davanti a sé. Fin da giovane, aveva sempre avuto una grande determinazione e una grande etica del lavoro. Ma dietro questa facciata di successo e determinazione, c'era una lotta segreta che stava lentamente minando la sua vita: la IBS.

Dall'inizio dei suoi tre anni di carriera, Simone aveva iniziato a notare sintomi gastrointestinali che indebolivano la sua capacità di concentrazione e produttività sia negli studi che durante il lavoro part-time che svolgeva per mantenerli. I dolori addominali, il gonfiore e le frequenti necessità urgenti di andare in bagno lo imbarazzavano costantemente e lo costringevano a fare numerose pause durante la giornata lavorativa. Anche se cercava di nascondere i suoi sintomi ai suoi colleghi universitari e di lavoro, era sempre più evidente che la sua malattia stava influenzando negativamente le sue prestazioni e le sue relazioni sociali. Ma non solo, l'IBS stava mettendo alla prova la sua resistenza e determinazione. Era costretto a saltare riunioni importanti, rimandare le scadenze e ridurre la sua partecipazione a progetti critici per la sua carriera. Nonostante i suoi disperati sforzi per stare al passo con gli altri, si sentiva sempre più isolato e sopraffatto dalla sua malattia.

Ma il punto di svolta nella vita di Simone è stato quando ha rischiato di perdere il lavoro a causa dell'impatto devastante dell'IBS sulla sua produttività lavorativa. Il suo capo, preoccupato per la sua scarsa produttività e le frequenti assenze, lo avvertì che se non avesse migliorato le sue prestazioni, sarebbe stato costretto a licenziarlo. Questa minaccia scosse Simone nel profondo e lo costrinse ad affrontare la realtà della sua situazione.

Deciso a non lasciare che la malattia gli rubasse il futuro, Simone decise di cercare aiuto. Ha consultato uno specialista in gastroenterologia per trovare un trattamento specifico per il suo IBS e ha anche iniziato a valutare altre opzioni per controllare i suoi sintomi. Tra queste, ha deciso di consultare un dietista specializzato nel trattamento dei disturbi gastrointestinali.

Durante le sue sessioni con la dietista, Simone ha imparato a identificare gli alimenti che scatenavano i suoi sintomi e ha adottato una dieta personalizzata per controllarli. Ha fatto cambiamenti significativi nel suo stile di vita, introducendo regolarmente l'esercizio e la meditazione nella sua routine quotidiana.

Inoltre, ha iniziato a frequentare gruppi di supporto online e di persona, dove ha trovato conforto e comprensione in altre persone che condividevano le sue stesse esperienze.

Nel tempo, Simone ha notato un miglioramento significativo della sua salute intestinale e della sua qualità di vita in generale, per non parlare della sua carriera! I suoi sintomi diminuirono notevolmente e si sentì più sicuro di sé e in pieno controllo delle sue capacità. Grazie alla sua determinazione e al sostegno che ha ricevuto, è stato in grado di salvare il suo lavoro e riconquistare la fiducia nel futuro. Oggi, Simone è un chiaro esempio di speranza e resilienza per chiunque soffra di IBS. La sua storia dimostra che, anche di fronte alle sfide più difficili, è possibile trovare la forza per superarle e riprendere il controllo della propria vita e delle proprie passioni. La sua esperienza, come quella di molti altri, ci ricorda l'importanza di cercare aiuto e di non arrendersi mai di fronte alle avversità.

Le storie di Giulia e Simone dimostrano quanto sia efficace un approccio dietetico specifico nel trattamento dell'IBS: con il supporto di un dietista esperto, molti malati di IBS possono migliorare significativamente i loro sintomi e recuperare una migliore qualità della vita.

Altri professionisti che possono essere utili nel trattamento di IBS sono psicologi o psicoterapeuti. L'IBS, come abbiamo visto, è spesso associato a stress, ansia e depressione, e parlare con uno specialista può aiutare a controllare queste ricadute emotive della malattia. Ad esempio, la terapia cognitivo-comportamentale (TCC) è particolarmente efficace nel trattamento dell'ansia e può essere utile per coloro che convivono con la malattia. La psicoterapia può anche svolgere un ruolo importante nel trattamento dell'IBS, offrendo alle persone uno spazio sicuro e strumenti per affrontare gli aspetti emotivi negativi della loro malattia. Sebbene l'IBS sia una malattia che si riflette in sintomi fisici manifesti, i suoi effetti "invisibili" sono anche ben documentati, poiché è stato dimostrato che stress, ansia e depressione possono influenzare sia l'insorgenza che la gravità dei sintomi.

Vediamo in dettaglio come la psicoterapia può essere utile per chi soffre di sindrome dell'intestino irritabile.

In primo luogo, la psicoterapia può aiutare le persone a comprendere meglio il rapporto tra i loro stati emotivi e i sintomi fisici dell'IBS. Molte persone con questa condizione sperimentano un circolo vizioso di stress e sintomi gastrointestinali. Lo stress può peggiorare i sintomi, il che a sua volta può aumentare lo stress. La psicoterapia può aiutare le persone a riconoscere questo circolo vizioso e sviluppare strategie per spezzarlo.

Una delle modalità terapeutiche più efficaci per trattare la sindrome è la terapia cognitivo-comportamentale, di cui abbiamo già parlato. La TCC si concentra sul cambiamento dei pensieri e dei comportamenti che contribuiscono allo stress e ai sintomi gastrointestinali. Attraverso di essa, i pazienti imparano a identificare e reagire ai pensieri distorti o negativi legati alla loro malattia, sviluppando una prospettiva più realistica e positiva. Inoltre, la TCC insegna tecniche di gestione dello stress, come la respirazione profonda e la visualizzazione, che possono aiutare a ridurre l'impatto negativo dello stress sui sintomi.

Altre forme di psicoterapia, come la terapia psicodinamica o la terapia centrata sulla consapevolezza, possono essere di grande aiuto per esplorare le radici emotive dei sintomi gastrointestinali. Queste modalità terapeutiche incoraggiano le persone a esplorare le loro esperienze passate e le emozioni represse che potrebbero contribuire al loro stato attuale. La pratica della consapevolezza, che implica la consapevolezza del momento presente senza giudicare, è di grande aiuto per le persone che vogliono ridurre lo stress e migliorare il rapporto con il loro corpo e i sintomi di IBS.

Un altro aspetto importante, che non dovrebbe mai dimenticare la psicoterapia, è il supporto emotivo che comporta. Vivere con una malattia cronica come l'IBS può essere estremamente stressante e isolante. Pertanto, la psicoterapia offre uno spazio sicuro e privo di giudizi in cui le persone possono esplorare i propri sentimenti, preoccupazioni e paure legate alla malattia. Essere ascoltati e compresi da uno psicoterapeuta può aiutare a ridurre i sentimenti di isolamento e migliorare il benessere emotivo.

Infine, la psicoterapia può essere utile anche per trattare altri disturbi mentali comuni associati all'IBS, come l'ansia e la depressione, contro i quali la terapia fornisce supporto e anche il metodo di trattamento appropriato per questi disturbi, migliorando così la qualità della vita delle persone che ne soffrono.

In conclusione, la psicoterapia è un'arma da non sottovalutare quando si tratta di ricadute psicologiche di sindromi come l'IBS.

Lo può assicurare Alex, un ragazzo coraggioso e simpatico di 14 anni, che ha sofferto di IBS in tenera età, ricevendo una diagnosi precoce dopo un periodo difficile in cui è stato molestato da dolori addominali persistenti e costipazione. Anche se la madre di Alex sentì immediatamente i segnali di allarme, all'inizio i trattamenti e i consigli dietetici che le diedero non sembravano portare a nulla; quindi, Alex continuò a combattere il dolore dei suoi sintomi e l'ansia che li accompagnava.

Dopo aver sentito parlare dei benefici della psicoterapia nel trattamento dell'IBS, la madre di Alex ha deciso di contattare un terapista specializzato nel trattamento di questi problemi nei bambini piccoli. Durante le sessioni di terapia, Alex ha preso coscienza del rapporto tra i suoi stati emotivi e i sintomi della sua malattia e ha imparato che lo stress e l'ansia possono scatenare o esacerbare i suoi sintomi, quindi ha imparato a riconoscere e gestire meglio queste emozioni.

Con il supporto del suo terapista, Alex ha anche imparato nuove tecniche di gestione dello stress, come la respirazione profonda, che lo aiutano a ridurre l'impatto negativo dello stress sui suoi sintomi e a trovare una maggiore sensazione di calma e controllo nella sua vita quotidiana.

Un anno dopo, Alex fortunatamente sta molto meglio e anche sua madre è finalmente più felice e tranquilla. Si sente più sicuro nell'affrontare la sua malattia e meno sopraffatto dai sintomi. Ha anche scoperto che la psicoterapia offre uno spazio sicuro per esplorare i suoi sentimenti e le sue preoccupazioni, riducendo così il suo senso di isolamento e migliorando il suo benessere emotivo generale.

La storia di Alex non è unica, infatti, molte persone molto giovani sono preda dell'IBS e sono particolarmente colpite dalle conseguenze psicologiche, perché se non è facile per un adulto, tanto meno lo è per una persona più giovane. Ma come puoi vedere, ancora una volta, non è nulla che non possa essere migliorato con la giusta terapia e molto coraggio!

Daniela, ad esempio, è un'altra donna coraggiosa che ha avuto (e continua ad avere) a che fare con l'IBS e ha trovato sollievo dalla sua ansia grazie alla TCC. Con il supporto del suo terapeuta, ha imparato a identificare e cambiare i pensieri negativi che contribuivano alla sua malattia e ha sviluppato strategie pratiche per controllare lo stress e i sintomi. Prima che i suoi sintomi peggiorassero, Daniela era una donna vivace e determinata, ma la sua vita era costantemente oscurata da un'ombra persistente: l'IBS. Come giovane donna attiva, Daniela trovava particolarmente difficile vivere con l'IBS. I suoi giorni erano dominati da un dolore addominale debilitante e da un gonfiore sgradevole. Ogni appuntamento, ogni incontro con gli amici, era un'incognita, accompagnata dalla costante paura di un'ulteriore escalation dei sintomi.

Daniela aveva provato di tutto: diete, integratori, farmaci, ma niente sembrava offrire un sollievo duraturo. La sua frustrazione e disperazione crescevano ad ogni doloroso episodio. Ma quando sembrava che non ci fosse più speranza, Daniela decise di affrontare la sua malattia da un nuovo punto di vista: la psicoterapia. Con il cuore ristretto e la paura delle delusioni del passato, Daniela varcò la soglia della consultazione del terapeuta. Ma quello che trovò lì non fu solo un ascoltatore esperto ed empatico, ma anche una guida affettuosa verso una migliore comprensione e controllo della sua malattia. Attraverso la TCC, Daniela ha iniziato a esplorare gli intricati legami tra la sua mente e il suo corpo, e ha imparato a riconoscere e mettere in discussione i pensieri negativi che amplificavano la sua ansia e i sintomi dell'IBS. L'ha confortata sapere che non era sola nella sua lotta perché, durante le sessioni, ha incontrato altri pazienti con storie simili alla sua. E parlare delle sue esperienze con altri pazienti alleviava il suo senso di isolamento, facendola sentire compresa e accettata. Così, oltre a imparare nuove strategie per affrontare lo stress, ha iniziato a vedere la luce alla fine del tunnel e ha anche fatto nuovi amici. Con il passare delle sessioni, Daniela si rese conto che, ovviamente, i sintomi dell'IBS non erano magicamente scomparsi, ma aveva imparato a gestirli in modo più efficace ed era come se praticamente non esistessero più. Si sentiva più forte, più sicura di sé e più resistente di prima, una Daniela antica ma forte che, uscendo dallo studio del terapeuta, sente un crescente senso di speranza e rinascita. Ha ancora alcune sfide da affrontare, ma ora sa di non essere sola nel suo viaggio e, con il supporto della terapia e la sua forza interiore, sa che ora può affrontare qualsiasi sfida la vita le presenti.

Luca, un uomo ora deluso, ha anche trovato un salvagente in psicoterapia. In particolare, attraverso la terapia psicodinamica, ha esplorato le sue esperienze passate e le emozioni represse legate alla sua malattia, acquisendo una maggiore comprensione di se stesso e dei suoi sintomi. Infatti, Luca era un uomo calmo e riservato, con una grande passione per la musica e la natura. Tuttavia, dietro il suo sorriso gentile si nascondeva il dolore di vivere con IBS.

Un giorno, mentre sfogliava una rivista medica nella sala d'attesa del suo gastroenterologo, Luca fece una scoperta che avrebbe cambiato la sua vita, anche se ancora non lo sapeva: la psicoterapia come trattamento complementare per la LME. Incuriosito dalla possibilità di trovare sollievo non solo fisico ma anche emotivo, Luca decise di dare una possibilità alla terapia. Quando entrò nello studio del suo terapista, Francesca, Luca si sentì subito a suo agio. La dottoressa lo accolse con un caldo sorriso e un'aura di calma che lo tranquillizzarono e, durante le sessioni, cominciò a condividere con lei i suoi pensieri e le sue preoccupazioni più intime legate alla sua malattia.

Francesca lo ascoltò attentamente, guidandolo dolcemente in un viaggio di scoperta di sé. Insieme hanno esaminato le radici emotive dei sintomi di Luca, scoprendo vecchi traumi e paure nascoste che avevano contribuito al peggioramento delle sue condizioni. Durante il viaggio terapeutico, Luca ha imparato a riconoscere e accettare le sue emozioni senza essere troppo duro con se stesso, trovando un senso di pace interiore.

Oltre a gestire l'aspetto emotivo, Francesca ha insegnato a Luca a liberarsi dalle catene invisibili che lo legavano alla sua malattia, scoprendo una nuova parte di sé, così forte che non credeva nemmeno esistesse. Ad ogni sessione con Francesca, si sentiva leggero, con un grande desiderio di abbracciare pienamente la vita, consapevole che, anche se il suo viaggio non era ancora finito, aveva trovato una guida sicura lungo la strada. E così, con l'amorevole sostegno del suo terapeuta e la sua incrollabile determinazione, Luca ha continuato il suo viaggio verso il benessere emotivo e fisico, coraggioso e forte come un leone.

Per coloro che non si sentono ancora pronti per la psicoterapia, ci sono anche gruppi di supporto, un'altra preziosa fonte di conforto per le persone con IBS. Infatti, interagire con altre persone che condividono le nostre stesse esperienze può aiutare a ridurre il senso di isolamento che si crea di fronte a una situazione negativa, e fornire nuove prospettive su come affrontare la malattia. I gruppi di supporto offrono possibilità per tutti, e si svolgono sia di persona che online, offrendo una grande flessibilità in base alle esigenze individuali di ciascuno.

Ad esempio, Cristina stava passando un brutto periodo, non usciva più di casa e rifiutava qualsiasi invito a uscire. Questo comportamento metteva in pericolo la maggior parte delle sue amicizie e non faceva altro che amplificare i suoi pensieri negativi e il suo senso di solitudine. Cristina sentiva che la sua frustrazione era in aumento perché, nonostante i suoi sforzi, non vedeva via d'uscita dal suo dolore.

Un giorno, mentre navigava su Facebook, un annuncio che sembrava l'ideale per lei ha catturato la sua attenzione. Di conseguenza, Cristina ha scoperto un gruppo di supporto locale per le persone con IBS e ha deciso di partecipare a un incontro per curiosità. Quel giorno si trovò circondata da persone di cui si sentì veramente compresa per la prima volta in quella che le sembrò un'eternità, da persone che sperimentavano in prima persona cosa significa soffrire di questo disturbo. Incontrando persone con un'esperienza simile, si è sentita a casa e supportata in un modo che non aveva mai sperimentato prima.

In questo gruppo di supporto ha incontrato diverse persone con storie simili alla sua. Tra questi, Thomas, un giovane professionista che ha combattuto l'IBS fin dall'adolescenza e che ha condiviso con lei le sue strategie per controllare i sintomi durante le lunghe giornate di lavoro. Ci sono anche Ginevra e Mario, una coppia che ha imparato ad affrontare insieme le sfide della malattia, offrendosi sostegno e comprensione. Mentre Cristina continua a partecipare alle riunioni del gruppo di sostegno, che ora sono un appuntamento settimanale regolare, si sente rinata e cerca di ricostruire la sua vita e i rapporti di amicizia che si stavano allentando.

Oltre ad essere una fonte di sostegno emotivo, i gruppi offrono anche risorse pratiche e agiscono in qualche modo come centri di informazione. In molti casi, vengono organizzati incontri con professionisti medici ed esperti di nutrizione umana per discutere i nuovi sviluppi nel trattamento dell'IBS e offrire consigli su approcci dietetici e di stile di vita che possono aiutare a ridurre i sintomi.

La storia di Cristina mostra come da un punto di partenza disperato si possa sempre uscire allo scoperto. Anche quando pensi di essere solo, anche quando ti senti abbandonato da tutti, non disperare e non gettare mai la spugna, il cambiamento è sempre dietro l'angolo.

Infine, è anche importante non trascurare l'amor proprio. C'è una miriade di piccoli cambiamenti nello stile di vita che le persone con IBS possono fare per aiutarli a controllare meglio i loro sintomi. Infatti, l'amor proprio significa anche riservare tempo a gesti come una sessione di yoga o meditazione, fare esercizio fisico regolarmente, dormire bene e controllare lo stress attraverso attività piacevoli come passatempi o passeggiate nella natura, Qualsiasi cosa ti faccia sentire bene.

Marta, ad esempio, si è iscritta a un corso di yoga per principianti, dopo averlo dubitato per così tanto tempo si è finalmente concessa del tempo per se stessa e, devi ammetterlo, si sente davvero bene quando ci prendiamo cura di noi!

Daniele, da parte sua, è sempre stato un giovane attivo e appassionato di sport, ma di recente ha dovuto mettere da parte la sua grande passione per riprendersi completamente dai sintomi della sua IBS. Ma da alcune settimane, si è allenato di nuovo regolarmente, scegliendo attività a basso impatto come nuotare e camminare, e ha anche contattato un dietista per apportare cambiamenti alla sua dieta, che aveva anche abbandonato negli ultimi tempi. Dopo poche sessioni di nuoto, si sente di nuovo se stesso e, inoltre, che grande senso di libertà poter fare una passeggiata spensierata in piena natura, con il cellulare in modo non fastidioso e la mente concentrata solo su se stessa!

Irene viveva il suo sogno di donna in carriera, dopo aver superato i peggiori sintomi provocati dall'IBS. Aveva una vita frenetica, ma non gli importava perché stava realizzando la vita dei suoi sogni. Ma all'improvviso c'è stata un'epidemia! La felicità cominciava a scomparire e non aveva più tempo per dedicarsi a se stessa, così, come gesto d'amore verso se stessa, decise di lasciare il suo lavoro e cercarne un altro che le lasciasse più tempo libero. Ora, nei suoi giorni più leggeri frequenta le lezioni di pilates e dedica ogni pomeriggio alle sue attività preferite, per poter dormire bene e svegliarsi fresca come una rosa. E indovinate un po', i suoi sintomi sono di nuovo migliorati!

Spero che tu abbia letto questo capitolo con passione, pieno di storie di persone che hanno deciso di raccogliere tutte le loro forze e dedicare il loro tempo al proprio benessere, facendo tutto il necessario per la loro felicità. Spero anche che, avvicinandosi alla fine di questo volume, si senta determinato e ispirato, pronto a chiedere aiuto se per molto, molto tempo ha avuto paura di uscire dal suo guscio. Infine, spero che questo capitolo l'abbia resa consapevole di avere a sua disposizione diverse opzioni per quanto riguarda il suo cammino verso l'equilibrio psicofisico: dai medici generalisti agli specialisti in gastroenterologia, Dai nutrizionisti ai terapisti e ai gruppi di supporto, c'è una miriade di risorse che ti aspettano calorosamente

CAPITOLO 8. Mantenere la dieta senza rinunciare al piacere del buon gusto a tavola

Seguire la dieta FODMAP può sembrare un compito troppo impegnativo, soprattutto per chi soffre della sindrome dell'intestino irritabile ma che, nonostante i suoi sintomi, non può rinunciare a certe abitudini. Ma in realtà, dovresti sapere che è possibile seguire un regime controllato senza rinunciare al piacere del cibo. In effetti, la dieta FODMAP di cui abbiamo parlato finora, che si concentra sull'eliminazione temporanea di cibi ricchi di determinati carboidrati fermentabili, può portare a una significativa riduzione dei sintomi gastrointestinali senza dover dire addio per sempre a piatti gustosi e appetitosi.

Una delle chiavi per non annoiarsi con la dieta FODMAP è sperimentare ingredienti alternativi e ricette creative, come suggeriamo alcuni capitoli sopra. C'è un intero mondo di cibi gustosi e nutrienti che rientrano nella categoria low-FODMAP, che possono servire come base per realizzare creazioni deliziose e nutrienti.

Per concludere, ecco tre storie di persone che hanno superato i loro limiti e imparato a diventare veri maestri in cucina, nonostante le loro difficoltà iniziali dovute alla loro mancanza di esperienza in cucina.

Cominciamo con Chiara, una ragazza appassionata di cucina e una vera foodie, purtroppo limitata dalla sua IBS, che le aveva reso difficile godersi la cucina come prima. Stanca di dover limitare la sua dieta a pochi cibi sicuri (e poco appetitosi), ha deciso di prendere le carte in mano e imparare a cucinare piatti gustosi che sono stati approvati anche dal suo stomaco sensibile. All'inizio, la sua cultura culinaria ruotava attorno a cibi dannosi per la sua IBS e spesso era sopraffatta dal dover imparare nuovi metodi di cottura. Tuttavia, con determinazione e pazienza, ha iniziato a sperimentare ricette semplici con pochi ingredienti. Poi ha iniziato a frequentare corsi di cucina e a seguire tutorial su Internet per affinare le sue abilità. Così ha imparato a cucinare piatti deliziosi e nutrienti, adatti alla sua dieta ma che soddisfano anche il suo palato. Oggi Chiara è diventata una chef esperta e una fonte di ispirazione per chiunque voglia imparare a cucinare nonostante le difficoltà poste dall'IBS.

Alexander non si è mai preso troppo cura della sua figura e ha sempre preferito cibi grassi e molto elaborati. Tuttavia, questo comportamento era ovviamente poco compatibile con il suo disturbo e alla fine ha dovuto "cedere". Fu quindi costretto a riconsiderare il suo rapporto con il cibo e ad assumere un ruolo più attivo nella preparazione dei pasti. All'inizio la cucina era un territorio sconosciuto e spesso si sentiva incapace di preparare piatti anche lontanamente commestibili. Ma invece di arrendersi, decise di affrontare la sfida con determinazione e impegno. Ha iniziato la sua avventura culinaria cercando corsi di cucina che si adattassero alle sue esigenze. Dopo una ricerca approfondita, ha trovato un corso progettato specificamente per coloro che devono affrontare restrizioni dietetiche, incluso l'IBS. All'inizio era un po' intimidito dall'idea di tentare la fortuna in una cucina professionale, ma era determinato a imparare e superare le sue paure.

Il primo giorno del corso, Alessandro si è sentito un po' fuori posto tra gli altri partecipanti, che sembravano più a loro agio in cucina. Tuttavia, il calore e l'accoglienza degli insegnanti e degli altri partecipanti lo hanno aiutato a sentirsi sempre più a suo agio. Così, durante le prime lezioni, ha imparato le basi della cucina, dalla preparazione degli ingredienti alle diverse tecniche culinarie, seguendo attentamente le istruzioni degli chef e mettendo in pratica le loro nuove conoscenze.

Con il passare del tempo, ha iniziato a guadagnare fiducia nelle sue capacità culinarie e a sperimentare nuovi ingredienti, creando piatti gustosi e nutrienti adatti alla sua dieta a basso contenuto di FODMAP. Ora aspetta con ansia le sue lezioni settimanali, con entusiasmo per imparare sempre di più e affinare le sue abilità in cucina.

Entro poche settimane, Alessandro avrà terminato il corso e ora è una persona completamente trasformata. Non solo ha imparato a cucinare piatti deliziosi e nutrienti che soddisfano le sue esigenze, ma ha anche scoperto un'inaspettata passione per la cucina. È orgoglioso dei progressi che ha fatto e guarda al futuro con ottimismo, sapendo che può far fronte a qualsiasi cambiamento che la vita gli presenti.

Infine, Laura aveva sempre trovato conforto in cucina, soprattutto nei momenti di stress, ma la IBS aveva iniziato a limitare le sue opzioni. Determinata a non lasciare che la sua malattia le impedisse di godersi il cibo, decise di approfondire le sue conoscenze, esplorando nuove possibilità. Ha anche frequentato corsi di cucina specializzati nella preparazione di pasti adatti alla sua dieta e ha consultato nutrizionisti per consigli su come creare pasti equilibrati e nutrienti. Nel corso del tempo, ha preso la decisione di condividere la sua esperienza e le sue conoscenze culinarie con gli altri. Rafforzata dalla sua trasformazione personale, ha deciso di diventare fonte di ispirazione per chiunque soffrisse di IBS, aiutandolo a scoprire il piacere del cibo e a controllare i suoi sintomi attraverso la cucina. Laura ha iniziato la sua missione aprendo un canale di ricette su YouTube, dove condivide le sue creazioni culinarie e offre consigli pratici su come preparare pasti deliziosi e nutrienti adatti alla dieta low-FODMAP. Le sue ricette sono creative e gustose e dimostrano che non è necessario sacrificare il gusto per mantenere una dieta sicura per l'IBS.

Attraverso il suo canale YouTube, Laura ha creato una comunità di persone che la pensano allo stesso modo e cercano supporto e ispirazione. Incoraggiava i suoi seguaci a sperimentare in cucina e a trovare modi creativi per adattare le loro ricette preferite alla loro dieta. Ma Laura non si limitava a condividere le sue ricette online, organizzava anche eventi di cucina dal vivo e laboratori culinari per chi voleva imparare le sue tecniche di persona e trovare un momento di dialogo. Questi eventi sono diventati un luogo di incontro e di sostegno per coloro che hanno affrontato l'IBS, offrendo loro un ambiente sicuro e accogliente per esplorare la cucina e condividere le loro storie.

Nel tempo, il lavoro di Laura ha attirato l'attenzione dei media e ha ricevuto riconoscimenti per i suoi sforzi nel fornire risorse culinarie a coloro che soffrono di IBS. È diventata una figura rispettata in ambito culinario e ha continuato a ispirare e aiutare migliaia di persone in tutto il mondo attraverso il suo lavoro. Oggi, Laura è una chef esperta e un'ispirazione per chiunque voglia imparare a controllare l'IBS attraverso la cucina. Il loro canale YouTube continua a crescere e ad avere un impatto positivo sulla vita di molte persone, offrendo loro un prezioso supporto e abbondanti idee culinarie per affrontare la loro malattia, e la sua storia è una testimonianza del potere della cucina come strumento per migliorare la qualità della vita nonostante le sfide della malattia.

Ancora una volta, queste storie dimostrano che, anche di fronte all'IBS, è possibile imparare a cucinare piatti deliziosi e nutrienti che sono digeribili per i nostri stomaci sensibili. Ci vuole solo un po' di determinazione, impegno e creatività, e si può ancora godere il cibo senza rinunciare al piacere di cucinare.

Inoltre, come abbiamo suggerito prima, è importante sperimentare spezie, erbe e condimenti per insaporire i piatti senza utilizzare cibi ricchi di FODMAP.

Cerca anche ricette basse in FODMAP disponibili su Internet o anche nei migliori libri di cucina specializzati come una buona fonte di ispirazione per creare pasti gustosi e soddisfacenti. Infine, è importante ricordare che la dieta FODMAP non deve essere permanente. Una volta terminato il primo periodo di eliminazione degli alimenti ricchi di FODMAP, è possibile reintrodurli gradualmente per identificare i trigger specifici e determinare quali alimenti possono essere consumati con moderazione senza provocare sintomi, un processo che richiede tempo e pazienza, ma che può anche essere molto utile per progettare una dieta personalizzata che sia sicura per i malati di IBS.

Quando una persona che soffre di IBS e segue una dieta a basso contenuto di FODMAP decide di uscire a cena in un ristorante, è importante pianificare in anticipo e comunicare chiaramente con il personale del ristorante per assicurarsi che il cibo si adatti alle loro esigenze dietetiche. Prima di andare in un ristorante, è consigliabile fare una ricerca preliminare utilizzando i menu online dei ristoranti che ti interessano. Infatti, molti ristoranti, dalle catene ai negozi indipendenti, pubblicano i loro menu su Internet, consentendo ai clienti di esaminare le opzioni disponibili e identificare i piatti che potrebbero soddisfare le loro preferenze.

Una volta arrivato al ristorante, è importante comunicare chiaramente le tue esigenze al personale. Spiega che segui una dieta speciale e chiedi se è possibile apportare modifiche ai piatti del menu in modo che siano adatti a te. In ogni caso, la stragrande maggioranza dei ristoranti sarà lieta di soddisfare le richieste dei clienti, a condizione che siano informati in anticipo.

Quindi, al momento di scegliere cosa ordinare, è consigliabile optare per piatti semplici senza salse o condimenti che possano contenere ingredienti ad alto contenuto di FODMAP. Ad esempio, piatti di carne, pesce, pollo o tofu con verdure alla griglia o semplici insalate sono opzioni sicure; tuttavia, scegli ciò che ti piace di più e comunica chiaramente con il personale se non sei sicuro della composizione di un piatto o dei suoi ingredienti, non esitate a chiedere ulteriori informazioni. È meglio chiedere ed essere sicuri che fare supposizioni che potrebbero portare a problemi digestivi.

Inoltre, è importante prestare attenzione alle dimensioni delle razioni e non mangiare troppo, poiché mangiare troppo può aumentare il rischio di sintomi gastrointestinali, anche se si seguono le linee guida della dieta a basso contenuto di FODMAP.

Infine, è importante ricordare che bisogna godersi il cibo e non fermarsi a pensare troppo e stressarsi per la dieta. Con la giusta pianificazione, è possibile concedersi il piacere di mangiare in un ristorante senza mettere in pericolo la salute e, infatti, seguire una dieta bassa in FODMAP non significa rinunciare al piacere di mangiare fuori, ma trovare modi creativi per adattare il cibo alle esigenze dietetiche di ciascuno. Con il tempo e l'esperienza, sarà sempre più facile sfogliare i menu dei ristoranti e trovare opzioni deliziose ma sicure per soddisfare il palato e anche la mente.

Infine, concludiamo con un riassunto schematico che potrai consultare ogni volta che esci a pranzo o a cena.

- La regola d'oro: attenzione sempre alla cipolla e all'aglio, che di solito sono sempre presenti in salse e marinate.

- Chiama sempre in anticipo per assicurarti che il personale della cucina possa soddisfare le tue esigenze modificando determinati piatti.

- I piatti più semplici e sicuri da ordinare fuori sono proteine e "tre verdure". Cioè, ad esempio, pesce o carne con patate, insalata e verdure al vapore (fagiolini, carote, zucchine o broccoli).

- Poiché i ristoranti etnici hanno guadagnato popolarità ultimamente, i ristoranti che offrono cucina asiatica, come vietnamita o giapponese, sono spesso sicuri per i malati di IBS. Dalla cucina vietnamita, consiglio gli involtini primavera di carta di riso, il pho con spaghetti di riso e, in generale, i primi piatti, che sono sempre molto gustosi e digeribili. Tuttavia, ricorda di evitare l'aglio e la cipolla. Per quanto riguarda la cucina giapponese, prova il sushi (anche se eviti quelli fritti) e la zuppa di miso. Infine, per quanto riguarda la cucina indiana e messicana, vi consigliamo di stare attenti, chiamare sempre e chiedere in anticipo, perché spesso usano ingredienti poco tollerabili per i malati di IBS.

- Hamburger: cerca sempre opzioni senza glutine e, ancora una volta, fai attenzione alla cipolla, che di solito metti sempre negli snack, e a qualsiasi traccia di aglio o cipolla nelle salse.

Concludiamo con le storie di alcuni amici, che da tempo hanno smesso di mangiare fuori, ma che a poco a poco stanno imparando a superare il disagio.

Sofia dice: "Quando ho iniziato a seguire una dieta FODMAP per controllare il mio IBS, ho evitato i ristoranti per mesi. Avevo troppa paura di mangiare qualcosa che potesse scatenare i miei sintomi e rovinare i miei progressi. Ma un giorno ho deciso di affrontare la mia paura e ho pianificato una cena in un ristorante con alcuni amici. È stata una serata piena di ansia, ma ho seguito il consiglio di informarmi sempre in anticipo e comunicare con il personale del ristorante. Alla fine, ho potuto gustare una deliziosa cena senza problemi. Da allora, continuo ad andare al ristorante con maggiore tranquillità, sapendo che posso gestire la situazione e godermi il cibo senza preoccupazioni."

Poi Pietro e Martina, una coppia che si è incontrata durante una riunione del gruppo di ascolto: "Dopo aver seguito una dieta FODMAP per diversi mesi, ero diventato abbastanza bravo a cucinare a casa, cucinavo sia per me che per la mia ragazza, ma l'unica ragione per cui non potevo continuare a mangiare fuori era che ero terrorizzato di tornare ai ristoranti. Ma una domenica, non ho potuto dire di no a un pasto in famiglia a cui siamo stati invitati entrambi e sono rimasto sorpreso dalla comprensione del personale del ristorante e dalla sua disponibilità a ricevermi. Alla fine, ho capito che potevo ancora godermi il cibo fuori casa e, soprattutto, non cucinato da me". Martina aggiunge: "Io stavo seguendo lo stesso piano di Pietro, e devo dire che anche l'idea di tornare al ristorante mi creava molta ansia. Ma poi la famiglia di Pietro è riuscita a convincermi e devo ammettere che avere un sostegno così caloroso ha alleviato il mio carico di preoccupazioni. Scegliendo con attenzione, ho potuto godermi il momento senza conseguenze e da allora cerco di darmi il piacere di cenare fuori almeno una volta alla settimana".

Bene amici, il nostro viaggio finisce qui. Mi scuso se sono stata ripetitiva in alcuni momenti, ma il mio obiettivo era semplicemente quello di spiegarvi al meglio anche concetti molto complessi, come i processi che regolano il funzionamento del nostro corpo. Per concludere con qualche altra frase, vi auguro di lottare sempre per i vostri sogni e di non lasciarvi mai abbattere. È normale attraversare periodi di depressione, ma devi sempre trovare la forza di rialzarti e perseguire una vita di cui puoi essere soddisfatto. Non rinunciare mai alla felicità e sii sempre flessibile e pronto a tutto. Dedica sempre tempo e affetto, e non passare un solo momento della tua vita pensando di essere solo in un momento difficile. Se affronti difficoltà, chiedi sempre aiuto senza vergognarti, perché troverai sempre una spalla su cui appoggiarti.